U0229566

肠胃病
怎么吃
随身查

段翠翠 编著

天津出版传媒集团

天津科学技术出版社

图书在版编目（CIP）数据

肠胃病怎么吃随身查 / 段翠翠编著 . —天津：天津科学技术出
版社，2013.8（2024.4 重印）

ISBN 978-7-5308-8076-0

Ⅰ.①肠… Ⅱ.①段… Ⅲ.①胃肠病—食物疗法 Ⅳ.① R247.1

中国版本图书馆 CIP 数据核字（2013）第 158365 号

肠胃病怎么吃随身查

CHANGWEIBING ZENMECHI SUISHENCHA

策划编辑：杨　譞

责任编辑：孟祥刚

责任印制：刘　彤

出　　版：**天津出版传媒集团**
　　　　　天津科学技术出版社

地　　址：天津市西康路 35 号

邮　　编：300051

电　　话：（022）23332490

网　　址：www.tjkjcbs.com.cn

发　　行：新华书店经销

印　　刷：鑫海达（天津）印务有限公司

开本 880×1230　1/64　印张 5　字数 285 000

2024 年 4 月第 1 版第 2 次印刷

定价：58.00 元

过大的工作压力、快节奏的现代生活，让人们的饮食越来越匆忙，结果很多人深受肠胃病之害。近年来，腹痛、下痢、便秘等肠胃不适的发病人群越来越多，肠胃病已成为对人们伤害极大的一种"现代文明病"，并成为慢性病之首。

吃饭是人一生中最重要的事情之一，而肠胃病是一种由"吃"得来也需要由"吃"来治疗的疾病。为什么这么说呢？人们每天都要吃饭，饮食结构不科学以及饮食习惯不规律，肠胃病便由此引发。那么应该如何治疗呢？常言道是药三分毒，尽量少用；食疗有奇效，不妨多试。肠胃病为慢性病，一般需要很长时间去调养才会彻底康复，而调养的主要方式就是饮食。简单来讲，战胜肠胃病，从吃对食物开始！

那么应该吃什么来预防肠胃病，得了肠胃病又要吃什么，如何吃呢？空腹喝碳酸饮料对肠胃有什么影响？容易诱发胃癌的食物有哪些？糖对肠胃的健康有影响吗？呵护肠胃的食物都有什么？应该如何进行饮食调养？《肠胃病怎么吃随身查》将饮食方面的常见问题——列举，并为您做出科学解答。

这是一部指导肠胃病患者进行食疗的营

养指南，是肠胃病护理专家根据自身多年的肠胃病研究和护理经验，根据患者的需求，从食疗的各个方面对患者进行具体帮助的指导书。本书首先系统地介绍了肠胃病的类型、成因、症状、控制方法等，让人们充分地认识肠胃病、了解自身的病情；然后，针对经常困扰患者的一些常见食疗问题予以解答，对一些错误的饮食观念予以澄清，让患者在正确观念的指导下健康饮食；最后，介绍了一些生活中随处可见的食材，患者可在烹饪时有意识地去挑选这些有益防治肠胃病的食材，并指导广大患者利用有益护养肠胃的食材做出既营养又美味的菜肴，从而吃出健康。

希望本书能成为您家居调养的私人医生和贴心护士，精心呵护您和家人的健康。当然，也希望广大患者在阅读的过程中，能提出宝贵的意见，并祝愿广大患者早日康复！

第一章 认识肠胃病的3大关键词

第二章　防治肠胃病的2大营养攻略

第三章　防治肠胃病的2大食疗技巧

第四章　11个关于肠胃病食疗的问题

第五章　52种呵护肠胃的有效食材

第六章　42道为肠胃病患者特制的美味佳肴

第一章 认识肠胃病的3大关键词

大量的人苦于肠胃病的困扰，吃饭肠胃疼，不吃饭肠胃还疼，有时候身体这里不舒服，那里不舒服，是不是都是由于肠胃的关系呢？对于肠胃病，你了解多少？

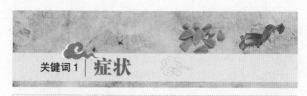

关键词1 | 症状

现代人生活节奏快，工作压力大，经常三餐不定，许多人都有或轻或重的肠胃不适症状。引起这些不适症状的原因主要是生活作息时间不正常，吃东西吃得太快，饮食不卫生，吃得太油腻，吃太多药物，生理年龄老化，饮水量太少或纤维素食物进食太少，压力过大等。

🍃 烧心

烧心是指胸骨后、心窝处的烧灼感或发热感，同时伴有反酸的症状，多见于反流性食管炎，亦可见于幽门不全梗阻、消化性溃疡等疾病。

（1）产生原因

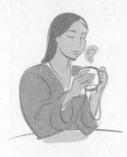

烧心是消化系统最常见的不适症状之一，对于多数人来说，产生的原因是由于进食过快或过多，但是，有些人即使非常注意饮食也会经常发生烧心症状，还有一些人在进食某些特定的食物后（如酒、辣椒

等）会发生烧心现象。这是因为某些食物可以使你的食管下段括约肌松弛或胃酸分泌增多，进食了这样的食物，就会引起烧心。

对多数人，尤其是年轻人来说，烧心的症状虽然会很严重，但是常常是一次性的，很少反复发作。但对于很多老年人来说，由于消化系统功能的减退，即使他们非常小心，烧心这种症状也会常常伴随着他们。天气变冷，饭菜稍凉，进食不易消化的食物等，都能引起他们烧心的症状。

有资料显示，44% 的成年人每月至少有一次烧心，经常烧心的人患食道腺癌的概率比一般人高出近 8 倍。所以一旦你经常烧心，就应引起警惕，及时就医。

（2）应对措施

烧心虽然不像心脏病那样会威胁到你的生命，但是当你吃完晚饭，想舒舒服服地斜卧在沙发上看看自己喜欢的电视节目时，上腹部烧灼的感觉和那一股股往上涌的酸水，使你不得不挺直着身子端坐起来，这样，即使面对再有趣的电视节目，相信你也会觉得索然无味。

要想避免烧心，首先要注意日常饮食，吃东西不要太快，还要尽量少吃或不吃某些特定食物，如茶、咖啡、油炸食品、糖果、辣椒、烈性酒等，这些食物并非都会引起烧心，但它们的刺激性太强，也应当尽量少吃。

其次，在饭后不要立刻卧床或弯腰，也不要做剧烈的运动，最好是进行一次 30 分钟的轻松散步，既可帮助消化，又可减轻烧心的症状。

在绝大多数情况下，烧心都是因胃内容物向食管反流而导致的一种刺激性症状，所以在发生烧心的时候，可采取头高脚低的体位，使上半身抬高 10 ～ 20 厘米（一般是两个枕头的高度），借助重力的作用，使返回到食道里的胃内容物再回到胃内，这样有助于缓解烧心的症状。要特别注意，烧心时应该把上半身全部垫高，仅垫高头部是无效的。

如果上面的办法对你还不起作用的话，你还可以选用一些抗酸药物，如碳酸钙片、氢氧化铝凝胶等，这些药物可以中和胃酸，很快就能消除烧心的症状。但是，如果长期服用这些药物，又会造成便秘或腹泻。

如果你经常有严重的烧心，或症状严重且持续时间长的话，不要单纯地认为是上了年纪或饮食不当造成的，去接受医生的检查才是你最明智的选择。

🥄 胃食管反流

胃食管反流是指胃内容物反流入食管，这是由于胃与食管之间起屏障作用的肌肉功能减弱，食管自身清除功能异常所导致的酸性胃内容物反流入食管而引起的。一般来说，反流发生时常伴有不同程度的烧心、反胃、反酸、打嗝、嗳气、胸部不适或胸疼、咽部不适、咽部及口腔有酸苦或臭味、声音嘶哑等症状，且这些症状在某些体位，如低头或平卧时更容易出现，服用中和胃酸的药物可使症状缓解。反流严重者还会出现吞咽困难、食管出血等症状。

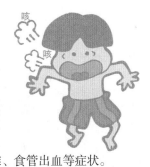

（1）产生原因

下食道括约肌是食管与胃连接部的闸门，其张力的正常在防止胃食管反流中起着重要作用。下食管括约肌张力小，或在没有吞咽时频频自发松弛，使胃酸易于反流入食管，这是引起反流的一种原因。食管位置大部分在胸腔内，其下端通过横膈的空隙进入腹腔与胃连接，横膈的这一空隙称"食管裂孔"，通常紧包着食管下端。当裂孔过松时，部分胃移入胸腔，称为"食管裂孔疝"，此时也易引起食管反流。胃排空减慢或上消化道梗阻使胃内容物滞留时，由于胃内压的增高，反流的机会也会增加。正常人虽然偶尔也有反流，但由于食管的蠕动能及时清除反流物，因此不会出现症状。有以上发病因素的病人如在睡前进食、喝茶水，就会使胃腔充盈，在夜间则容易出现反流症状，还可能伴有胸痛。反流物如进入咽喉部或气管，则可引起喉炎、气管炎、咳喘等。

（2）应对措施

预防胃食管反流是十分重要的，改变生活方式是最好的办法。不吃酸辣食品，尽量少吃高脂肪餐、巧克力、咖啡、糖果、红薯、土豆、芋头，多吃高纤维素食物；严格戒烟和停止饮酒；三餐不过饱，少吃多餐，餐后不宜立刻躺下，保持直立体位；睡前 2 ~ 3 小时最好不要进食；如果晚上容易反酸，最好在睡眠时把枕头垫高 10 ~ 20 厘米；不穿紧身衣，肥胖者应减肥。另外，我们认为心理因素也十分重要。心理因素对消化系统的影响十分大，像焦虑、抑郁都会让消化系统出现不良反应，所以在紧张的时候注意缓解压力，这对预防胃食管反流也很有帮助。

胃食管反流的治疗是一个长期的、系统的过程，最好通过改变生活习惯来治疗，如果效果不好或症状严重时则需要药物治疗。西医治疗胃食管反流，短期疗效还是可以的，但是停药后容易反复，而且长期服用某药物其副作用也不小。中医中药在治疗胃食管反流方面也有不少独到之处，对反复发病者不妨采用中西医结合进行治疗。

肝胃不和型：①服用开胸顺气丸。每次 3~9克，一日 1~2 次，用温开水送服。②服用宽胸利膈丸。大蜜丸每次 1 丸，或水丸每次 6 克，均为一日 2次，温开水送服，小儿酌减。③服用气滞胃痛片冲剂。每次 1 袋，一日 2~3 次，开水冲化服。

痰湿郁阻型：①服用清涎快膈丸。每次 1.5~3 克，一日 3 次，温开水送服。②服用沉香利气丸。每次 2 丸，一日 2 次，温开水送服。

胃虚气逆型：①服用香砂养胃丸。水丸型每次 9 克，浓缩丸剂每次 1.2 克，均为一日 2 次。②服用香砂养胃冲剂。每次 1 袋，一日 2 次，开水冲服。③服用香砂养胃口服液。每次 1 支，一日 2 次。

食欲不振

所谓"食欲"，是人体一种想要进食的生理需求，俗称"胃口"。一旦这种需求低落甚至消失，即称为食欲不振，简单地说，就是没有想吃东西的欲望。

（1）产生原因

引起食欲不振的原因有很多，综合起来讲，有以下几大类：

①疲劳或紧张。上班族由于疲劳或精神紧张，可能导致暂时性食欲不振，这是属于比较轻微的"异常现象"，稍事调整即可恢复。

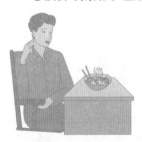

②过食、过饮、运动量不足、慢性便秘，都是引起食欲不振的原因。

③精神因素。想要维持苗条的身材，强迫自己不吃东西，体重大幅度减轻了，但食欲也因此减退了。

④怀孕。女性在怀孕初期或由于口服避孕药的副作用，也可能导致食欲不振或呕吐。

⑤疾病因素。食欲不振通常会让人联想到肠胃问题，如慢性胃炎、胃癌等，这些肠胃病症都有可能引起食欲不振。肝病的初期症状也是食欲不振，因肝病而引发的食欲不振通常呈极端化，强烈时根本没有食欲，患者的亲朋好友只要稍加注意，即可看出病人对食物的严重排斥。

此外，像肾脏病、甲状腺功能不足等内分泌疾病，痢疾、霍乱等感染性疾病，以及心脏病、脑肿瘤等，都可能导致食欲不振。忧郁症患者对周围的事物显得没有兴趣，无法将注意力放在基本的生理需求上，而只集中于负面或困扰自己的想法，也会出现食欲不振。

精神分裂症患者可能是因为妄想食物被下毒而不想进食，也可能由于属于紧张型的精神分裂，会持续专注或保持固定的姿势动作，对外界食物似乎也没有任何兴趣。

有时，不想吃饭并非小问题，如果你发现自己或身边的家人有食欲不振的现象，可利用具有香味、辣味、苦味的食物来刺激提高其胃液的分泌，以便增进食欲，若这样仍然无法提高食欲，最好到医院做一下检查。

（2）应对措施

睡觉锻炼

仰卧，全身放松，两手置于身体两侧，进行深呼吸。吸气时，想象宇宙间的真气通过全身的毛孔被吸进来，呼气时，想象全身的病气、浊气通过毛孔射出去。做一阵以后，放弃吸射的意念，一切顺其自然，只要知道自己还在练就可以了。

也可用侧卧方式练习。身体向右侧卧，右手心向上，置于头侧，左手放在左胯上，两腿自然弯曲，进行深呼吸，意念同上。可在练习状态中入睡，睡醒时不要急于起床，可在床上闭目练习深呼吸，待全身有了气感后，再起床。这种在练习状态中睡着又在练习后起床的功法，等于一宿都在练，此类情况属于好现象，对此不必惊慌害怕，也不必欣喜，要注意保持平静，一切顺其自然。

功效：对神经衰弱、失眠、多梦等有特殊疗效，长期练习易入定。

行走锻炼

行走时脚跟先落地，要一步一个脚印地走，呼吸时采用深呼吸，即吸气时想象宇宙中的真气通过全身的毛孔被吸入体内，呼气时想象全身的病气、浊气、疲劳之气通过毛孔射出去。呼吸要与走路的速度相结合，不宜快行。由于这种行走类似于竞走，对于老年人不太适合，容易跌倒，所以不适合老年人锻炼，其余年龄段的人都可采用此法。

功效：练出自然换气的功能，脚跟先落地，可以调动肾经，故有强肾固本的作用。

跑步锻炼

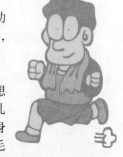

慢跑，深呼吸，即吸气时想象宇宙中的真气通过全身的毛孔被吸入体内，呼气时，想象全身的病气、浊气、疲劳之气通过毛孔射出去。呼吸要与跑步的速度相结合，不宜太快。

功效：主治干燥综合征，加强内分泌系统功能，全身性调理。

注意事项：跑步时，舌尖应始终抵住上齿龈，口中出现口水时，表明内分泌系统已经活跃，可将口水分几口咽入肚内。慢跑时，身体上下起伏不要太大，注意保持平缓。

心窝痛

心窝在胸骨剑突（护心骨）下 1.5 厘米处，任脉巨阙穴部位，以此穴为核心的范围就是心窝部，实际上就是胃的位置所在。心窝是指一个部位而不是指某一点。所谓心窝痛，是指上腹中部剑突以下区域的疼痛，胃病、十二指肠疾病、胆囊疾病、胰腺疾病、心脏病、呼吸系统疾病、脊椎病等都可引起心窝痛。

（1）产生原因

胃病、十二指肠溃疡等病症有时可引起心窝痛，但不能把心窝痛都归因为胃部出了毛病，因为有些胃的邻近器官感受到刺激时，也可通过同一神经通路表现为心窝痛，例如冠心病、心肌缺血所引起的心绞痛等。食管下段病变引起的疼痛也可反映在心窝。此外，胆道疾病如总胆管下端结石、胆道蛔虫等，也都可能导致剑突下痛。

胆道的疼痛也会表现在上腹中部剑突以下区域，即所谓的心窝部，但当蛔虫钻入胆道时，虫体会引起总胆管下端的闸门——增厚的环形肌强烈地收缩和痉挛，心窝部就会产生阵发性的钻心痛，"钻心"二字是形容该部位疼痛的尖锐和剧烈，最多见于胆道蛔虫。

（2）应对措施

心窝痛的时候，应尽量把皮带松开，这样可以让腹部舒服一点。平常要尽量穿舒适宽松的衣服，以避免腹部受压。

经常在晚上出现胃酸逆流的人，最好采用右侧在上、左侧在下的睡姿，同时把头部垫高，这样就可以防止胃酸逆流。

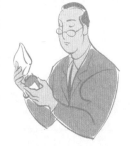

平时被人们当作废物扔掉的鸡蛋皮，其实是一味对很多胃病都有很好疗效的药物，它对胃弱、饮酒过多引起的胃痛以及夜间突发的胃痛等都有一定疗效。

先把蛋皮用水洗净、甩干、掰碎，再放进大勺里用文火炒至全部呈黄色为止，然后取出捣成粉末，包好备用。注意炒时不能炒焦，粉研得越细越好。

每次取半羹匙粉末，温水送服，一日两次，饭前服。如果是连续服用，每次的用量可减至1/3或1/4匙。

心窝痛时，可用拇指按揉患者双腿的足三里穴（足三里穴在膝盖下10厘米左右，胫骨外侧一横指处），有酸麻胀感后再持续3～5分钟即为一遍。按揉一遍后，心窝痛可明显减轻甚至消失。

胃病患者如果因有其他疾病而需长期服用药物，最好向医生请教，看看这些正在服用的药物是否会刺激胃部而导致胃不舒服。例如抗生素、铁剂等，都是会刺激胃黏膜的药物，一定要请自己的主治医生针对自己的服药习惯，给予服用药物的建议。

另外，也不要在剧烈运动之前或之后立刻进餐，因为这样会让胃部负荷过重，很容易诱发心窝痛。如果是忙着上运动场，那么宁可饿着肚子，也不要吃得太饱。

🐷 恶心呕吐

呕吐是胃内容物反入食管，经口吐出的一种反射动作，可分为三个阶段、恶心、干呕和呕吐，但有些呕吐无恶心或干呕的先兆。呕吐可将咽入胃内的有害物质吐出，是机体的一种防御反射，有一定的保护作用。但大多数呕吐并非由此引起，而且，频繁而剧烈的呕吐可引起脱水、电解质紊乱等并发症。

（1）产生原因

恶心、呕吐是肠胃疾病常见的临床症状，但引起恶心、呕吐的绝不仅仅是胃或肠的疾病。事实上，在所有的临床症状中，恶心、呕吐的原因是最复杂多样的，总体来说，引起恶心、呕吐的原因有以下几种：

反射性呕吐的原因：咽喉受到刺激，各种原因的肠胃疾病，肝、胆、胰与腹膜疾病，心血管疾病（如急性心肌梗死、休克、心功能不全、心衰等），其他原因（如青光眼、肾绞痛、盆腔炎、急性传染病、百日咳）等。

中枢性呕吐的原因：中枢神经系统疾病（如中枢神经感染、脑血管疾病、颅内高压症、偏头痛、颅脑外伤等），药物或化学性毒物的作用，代谢障碍（如低钠血症、酮中毒、尿毒症），妊娠，甲状腺危象，阿狄森氏病危象等。

前庭障碍性呕吐的原因：迷路炎，晕动病等。

神经官能性呕吐的原因：胃神经官能症、癔病等。

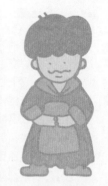

妊娠呕吐与酒精性胃炎的呕吐常于清晨发生；胃原性呕吐常与进食、饮酒、服用药物有关，常伴恶心，呕后常感觉轻松；喷射性呕吐常见于颅内高压症，无恶心的先兆，呕后不感觉轻松；呕吐物如为大量，提示有幽门梗阻胃潴留或十二指肠瘀滞；腹腔疾病、心脏病、尿毒症、糖尿病酮中毒、颅脑疾患或外伤等所致的呕吐，常有相应病史提示诊断。

不同原因引起的呕吐，在临床表现上各有自己的特点。因此，在辨别中，除了医生应进行详细、周密且有针对性的病史询问和检查外，病人和病人家属也应做到心中有数，尽量翔实地叙述病情，这对于正确诊断有很大的帮助。

（2）应对措施

先有恶心而继发呕吐，呕吐后感到胃内轻松，多为胃源性呕吐。这种恶心呕吐若伴有胃胀、呃酸腐气，多为进食过量而导致的消化不良，只需控食静养，不必特殊处理；若伴有胃痛，多为急性或慢性胃炎引起，可用调理脾胃的中药和抗生素治疗；若伴有剧烈腹痛及腹泻者，应考虑为食物中毒，应送医院救治。

无恶心而呕吐，呕吐呈喷射状，胃内容物急剧而有力地喷出，且经常发作、呕吐后胃内不觉轻松，则多为中枢神经性疾病引起颅内压增高所致，常见于脑炎、脑膜炎、脑肿瘤、脑出血等疾病。持续性高烧也可引起此类呕吐，这种呕吐患者应立即去医院确诊，切勿擅自用止吐药。

恶心频频发作，时见呕吐，呕吐物中混有胆汁，吐后不见轻松，甚至胃中已排空仍干呕不止者，为反射性呕吐。这种呕吐常见于腹腔内脏器急性炎症，如胆囊炎、胰腺炎和病毒性肝炎等，对这种呕吐不可掉以轻心，应及时送医院治疗。

若经常发生恶心呕吐但不严重者，多为慢性炎症所致，可服用藿香正气水暂时止吐，再根据致吐病因治疗。

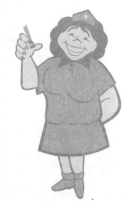

无恶心表现而反复出现呕吐，呕吐物不酸腐，量不多，吐后不影响进食，这种呕吐与精神因素有关，常见于胃神经官能症。应对这种呕吐，重在心理调节，使患者对呕吐有正确的认识，可采用深呼吸方法止吐。治疗上应以神经营养剂，如谷维素、维生素 B_1、维

生素 B_6 为主，辅助以镇静剂，如安定等。用陈皮、苏叶、枇杷叶、生姜各 10 克，水煎服，对治疗这种呕吐也很有效。

另外，伴有眩晕的恶心呕吐多为运动病或梅尼埃病引起，可服用镇静药及颠茄类药物，待眩晕消除，呕吐即止。据介绍，用中药天麻、白术、半夏、党参、茯苓各 15 克，生姜 10 克，水煎服，治疗起来效果也不错。

呕血

呕血是指患者呕吐血液，是上消化道（包括食道、胃、十二指肠）出血的一个症状。

（1）产生原因

引起呕血的原因很多，其中最常见的是胃、十二指肠溃疡，急性胃黏膜病变引起的胃、十二指肠黏膜出血；其次是肝硬化引起的食管静脉曲张破裂出血，这是最严重的出血；还有其他原因就是慢性糜烂性胃炎、胃癌、胃黏膜脱垂症、食管炎、食管癌等。

在临床表现上，患者多先有恶心，然后血液从口中呕出，继之有黑色大便排出。呕出的血液性状取决于出血量及胃内容物在胃内停留的时间，如出血量较少，血液在胃中停留的时间较长，由于血红蛋白受胃酸的作用转化为酸化正铁血红素，则呕吐物呈咖啡残渣样的棕黑色。如果出血量大且在胃内停留时间短，呕出的血液则呈暗红色。

呕血同时可伴有皮肤苍白、身体发凉、乏力、出冷汗、头晕、脉快、心悸等症状，严重者可出现脉搏细弱、呼吸加快、血压下降、休克等症状。一旦有休克发生，说明失血量在 1000 毫升以上，检查血象可发现红细胞数和血红蛋白量急剧减少，这时候应及时抢救，否则会有生命危险。

（2）应对措施

呕血时最重要的是镇静，要让病人平卧休息，不要紧张，注意防止吐出来的血呛到气管里。如果病人呕吐大量鲜血，就要马上送到医院；如果呕吐的是咖啡样液体，量也不太多，那么就不会有太大的危险。但不管怎么说，呕血时要特别注意病人的情况，包括精神如何、面色如何、脉搏是否快而弱、手脚是否凉、是否出冷汗等，不论呕血是急是慢，都应该立刻到医院去检查。

为了弄清呕血的原因，常常需要做紧急胃镜检

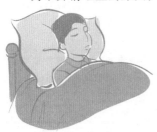

查，检查最好在出血还没有停止时进行，因为这样比较容易发现出血的部位和原因。这样的检查十分必要，也不会给病人带来什么损害。

便 血

血从肛门而出，或随大便夹杂而下，或下纯血，称为便血。因肠胃病出现的便血应与下痢脓血相区别。下痢脓血者，多呈脓血杂下，并有明显的腹痛，里急后重等表现；而因肠胃病出现的便血则表现为大便时血自下，无脓样物，且无明显的腹痛等症状。

（1）产生原因

便血是指大便中含有鲜红或暗红色的血液，一般是因为下肠胃道（空肠、回肠、结肠）出血而引起，出血的原因有肿瘤、溃疡、炎症、血管畸形等。

下肠胃道出血时，大便颜色之所以比较发红，是因为血液在肠道中停留的时间较短，没有因消化液的作用而变性的缘故。因为病因不同，便血也有各种特点。升结肠的病变如阿米巴痢疾、升结肠癌、溃疡性结肠炎等，会有果酱样大便；患急性溃疡性结肠炎时，大便会像洗肉水一样；结肠肿瘤坏死或结肠血管畸形时，会有鲜红色血便；小肠有肿瘤、血管畸形时会有暗红色血便。

（2）应对措施

自疗注意事项

①养成定时大便的习惯，大便以稀糊状为佳。

②少做增加腹压的动作，如下蹲、屏气，忌久坐、久立、久行和劳累过度。

③忌食辛热、油腻、粗糙、多渣的食品，忌烟酒、咖啡。

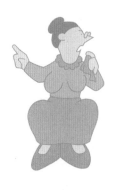

④多食具有清肠热、滋润营养黏膜、通便止血作用的食品，如生梨汁、藕汁、荸荠汁、芦根汁、芹菜汁、胡萝卜、白萝卜（熟食）、苦瓜、茄子、黄瓜、菠菜、金针菜、卷心菜、蛋黄、苹果、无花果、香蕉、黑芝麻、胡桃肉、白木耳等。

⑤要心情开朗，勿郁怒动火，心境不宽、烦躁忧郁会使肠黏膜收缩，血行不畅。

⑥减少房事，房事过频会使肠黏膜充血，加重出血。

成药自疗法

①云南白药，每次0.3克，每日2～3次，温水吞服。

②脾约麻仁丸，每次9克，每日2次，温水吞服。

③脏连丸，每次9克，每日2次，温水吞服。

验方自疗法

①大黄炭研粉，每次3～6克，每日2次，温水吞服。

②茄子叶在瓦上烘干研粉，每次6克，每日2

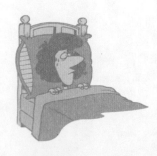

次，米汤吞服。

③旱莲草 60 克，煎汤代茶。

④地榆炭 15 克，槐花炭 12 克，茜草炭 12 克，赤小豆 30 克，防风炭 10 克，大黄炭 10 克，黄檗 10 克，每日 1 剂，分 2 次煎服。用于肠中积热夹湿、血色红而混浊、口苦、舌苔黄厚、大便不畅者。

⑤灶心土 30 克，党参 10 克，焦白术 10 克，姜炭 10 克，升麻炭 10 克，炒芪 12 克，阿胶 9 克，甘草 6 克，每日 1 剂，分两次煎服。用于脾气虚弱、面色苍白、疲倦无力者。

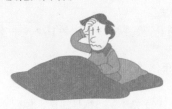

肠胃病症状一览表

胃痛时间	空腹时胃痛	胃溃疡、十二指肠溃疡
	饭后胃痛，且有越来越严重的迹象	胃炎、胃松弛
	饭后一到两个小时的胃痛	十二指肠溃疡
	半夜胃痛	十二指肠溃疡、逆流性食道炎
	突发胃痛	胃溃疡穿孔
胃痛性质	抽痛	胃炎、胃溃疡
	胀痛	消化不良、胃酸过多、胃下垂
	食道被拉扯	胃松弛、胃神经症、食道神经症
	灼热痛	胃炎、胃酸过多、胃溃疡
	混合痛	有待详细检查
伴随症状	呕吐	吃太多、胃炎
	打臭嗝	消化不良、胃炎
	打酸嗝	胃酸过多
	食欲不振	胃松弛、胃下垂
	食欲太强	胃炎、胃溃疡
	吐血、便血（焦黑色）	胃溃疡、十二指肠溃疡
	吐血（鲜红色）	肺病、食道静脉瘤

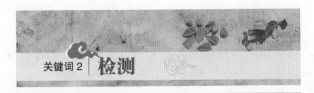

关键词2 | 检测

有胃病的人，大部分与饮食习惯脱离不了关系，经常暴饮暴食，三餐不定时，喜爱油腻的饮食或是两餐间隔喜吃零食等，都是最容易造成胃痛或罹患胃部疾病的原因。而消化系统好不好也是引起肠胃不适的关键，现在，通过检测来关爱你的肠胃健康吧。

你关心你的肠胃吗

其实，胃痛与否与你关不关心自己的肠胃有很大的关系。首先，有人觉得胃痛吃点胃药就行了，觉得可以缓解，没事就置之不理；其次，有些人觉得肠胃不适，去看医生却说不出所以然来；再次，有的人只凭感觉就断定自己的病情，到药房拿类似的药了事；另外，有些人即使知道自己胃痛，仍以吃药度日，不探究根本原因，非等到胃溃疡、呕血或便血才开始担心。这些人产生肠胃疾病的根本原因与自己的行为有很大的关系。他们不关心自己的健康，更不用说肠胃的健康了。下面，检测一下你肠胃的病症，进一步了解你自身的身体状况。

①你可以清楚确定胃痛的位置吗？

例如：肚脐上方、肋骨下方、大范围痛、固定点痛、移动痛等。

②你可以清楚分辨胃痛的性质吗？

例如：刺痛、闷痛、抽痛、胀痛、灼热痛和混合型的痛等。

③你能说出胃痛发生的确切时间吗？

例如：饭前一小时、饭后两小时、半夜、肚子饿就痛等。

④你可以清楚地描述肠胃不适的症状吗？

例如：恶心、呕吐、疲倦、胀气、打嗝、反酸或胸闷等。

⑤你知道你吃什么东西会引起肠胃不适吗？

例如：咖啡、油炸食物、酒、香辣食物、可乐或碳酸饮料等。

⑥你知道自己胃痛的原因吗？

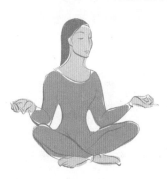

例如：压力大、三餐不定时、不吃早餐、暴饮暴食或服用阿司匹林药物等。

⑦你知道你所服用的药物的成分与效用吗？

例如：胃散、制酸剂、健胃整肠剂等。

⑧你知道自己胃痛的严重程度吗?

例如:知道、不知道、虽胃痛但仍可以工作、胃痛得无法思考等。

⑨你曾经因为肠胃不适看过医生吗? 或清楚知道自己所患的肠胃疾病吗?

例如:没有、有、胃酸过多、曾患过慢性胃炎、胃溃疡等。

⑩如果你曾经看过医生,有遵照医生嘱咐服药和生活吗?

例如:没有、有。

结果

①如果你的回答都为"是",胃痛却还形影不离,只能说你已经努力了,胃痛是天生注定的。

②如果有 7～9 题为"是",那么你还差一点就能全部掌握肠胃不适的症状与后果了。

③如果有 4～6 题为"是",那你并不是很关心你的肠胃,需要加强。

④如果只有 1～3 题为"是",那你也太不关心你的胃痛了。

⑤如果你一题都答不出来,那么需要彻底检讨了,否则肠胃问题将永远困扰着你。

大便与肠胃健康有什么关系

大便的形态、颜色以及次数可以很好地反映人体的健康状况。人们通常认为消化吸收只在小肠内进行，事实上，人体的消化吸收过程是一个从口腔开始到直肠才最终完成的连续生理过程。食物在口腔内咀嚼和搅拌的时候，口腔内的三大唾液腺分泌大量的唾液，唾液中含有唾液淀粉酶，开始对食物中的淀粉进行消化。食道的消化吸收功能不显著。胃能分泌多种消化酶，如胃淀粉酶、胃蛋白酶等，并将食物和消化酶充分混合，形成食糜送入十二指肠，胃内食物由胃进入十二指肠的过程称为胃排空。一般来说，在食物进入胃后 5 分钟即有食糜被排入十二指肠，胃排空速度过慢容易诱发各种慢性疾病，最容易形成便秘。

小肠是人体最重要的消化场所，肝脏和胰腺分泌的消化液如胆汁和胰液通过总胆管排入小肠，与食糜混合，消化食物中的蛋白质和脂肪，大面积的小肠黏膜是主要吸收场所。由于胆汁中含有的胆红素在回肠末段或结肠经细菌的作用被还原成为胆素原，而胆素原又会被细菌氧化为胆素，胆素是棕黄色的，所以正常粪便的颜色呈棕黄色。

食物绝大部分的营养成分在小肠内被吸收后，食物剩下的部分便进入大肠，经大肠内的细菌分解发酵，在大肠内合成人体必需的 B 族

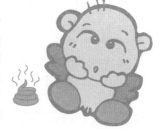

维生素、维生素 K、碘、钾等微量元素，同时还产生丙氨酸、缬氨酸、天冬氨酸、苏氨酸等人体必需的营养物质，这些营养物质经大肠壁吸收。大肠还要吸收水分和一些矿物质，每日吸收的水分多达 2500 毫升。

食物经大肠吸收后，水分逐渐减少，食物残渣夹杂大量的细菌和代谢产物就形成大便。随着大肠的蠕动，大便沿着结肠推动经直肠排出体外。

（1）黑色大便

大便发黑，常见的原因有以下几个：

①消化道疾病，以便血最为常见，包括食管静脉曲张、食管异物、溃疡病、急性胃炎、胃黏膜脱垂、肠套叠、出血性坏死性小肠炎、绞窄性肠梗阻、美克耳憩室、肠息肉、肛裂等。

②血液疾病，常见的有新生儿出血症、血友病、白血病、再生障碍性贫血、血小板减少及过敏性紫癜等。

③全身感染性疾病，如败血症、伤寒等，新生儿吞入母亲产道血或乳头破裂的血，鼻、咽、齿龈出血被吞入等。

④食物或药物的影响。某些食物和药物也可引起大便颜色的变化，这容易与便血混淆。如夏天吃大量西瓜和西红柿后，可以使大便颜色变红；贫血小儿服用铁剂后，大便也会发黑；食用动物血后，大便颜色

形 状	颜 色	次 数	身体健康	改善或治疗
香蕉形、细长形、光滑、浮于水面、无臭味	金黄色	每天排大便1~3次	身体健康状况良好，身体内部的肠道状态良好，饮食十分均衡	
水分稍多，呈蜷曲形态		大便时间较长	肠胃处于健康良好的状态	
干燥的颗粒状			不健康的便秘	饮食、运动等
无法成形，呈液态状			消化不良	饮食、运动等
外形扭曲变形			大肠或肛门有可能有痔疮、息肉或肿瘤	及时就医
形状正常	茶黄色		肠胃的状况很好	
	泛白		脂肪的摄取量过高	饮食、运动等
	掺杂有红色		肠胃感染性疾病或溃疡、肿瘤	及时就医

也可发黑。这些由于食物和药物引起大便颜色的变化不属于便血。

⑤大便有点发黑，有时还能听见肚子有"咕咕"的水流声，就要考虑是否是消化不良、慢性肠胃炎、胃溃疡、肝胆疾患等。建议结合无痛肠胃镜等检查，了解消化系统的情况，饮食上需多摄入纤维素类，如有皮的水果、有茎叶的蔬菜或笋、瓜果等，有些食物如生萝卜、生葱、大蒜、甘薯等，能增加肠道的蠕动，起到通便的作用，可多食用。

（2）红色大便

出现大便带血的情况时最好到正规的医院进行检查。大便带血最常见的原因有以下几种：

①肛裂。典型表现是排便时、排便后肛门疼痛伴有便血，少量鲜血覆盖粪便表面。

②肛管直肠损伤。这种损伤一般愈合快，出血不久即可自行停止。

③直肠息肉。小儿常见，多发生于直肠和结肠后壁，主要表现为便血，血量不多，不与大便相混，且间歇发作。

④痔疮。内痔、混合痔以便血为主要表现，常在排便后滴出鲜血，不与大便混合。

老年人下消化道出血的原因，最常见的是痔疮、肛裂等肛门周围疾病。内痔或混合痔最常见的症状是便时出血、无痛、血色鲜红，附着在大便表面，病人常诉说"便池中滴入鲜血"或"便纸上发现鲜血"，出血量一般不大，便后出血自行停止，大便带血为间歇性。便秘、粪便干硬、饮酒及食刺激性食物等可诱发痔疮出血。肛裂病人大便带血情况类似痔疮，但伴有排便时及排便后肛门剧烈疼痛，有时需要止痛剂方能制止。若病变在结肠，离肛门较远，则血液和粪便混合在一起。

患肠道息肉、癌肿也可出现大便带血。直肠息肉主要的症状是便后出血，出鲜血，量不多，血常染在粪便之外。

直肠癌早期并无临床症状，但有少量出血，肉眼不易察觉，当癌肿表面溃破后，排便时就会有肉眼可见的出血，同时有黏液排出。伴有严重感染时，则出现脓血便。此外，位于直肠的肿瘤还可以导致大便变细变形。

结肠癌最早出现的症状除粪便带血、黏液或脓外，还表现为排便次数增加、腹泻、便秘、腹痛、贫血、乏力等，乙状结肠镜检查可明确诊断。

当结肠和直肠有炎症性疾病时，粪便中或粪便外不仅有血，还有黏液和脓，表现为黏液脓血便，应注意与息肉、癌肿并发感染相区别。

（3）茶色大便

茶色稀泥状大便

虽然颜色是健康颜色，但却为腹泻形态，表示身

体有异状，如果便中带有血液、黏液的话，十之八九
是消化不良。

发生稀泥状腹泻便的原因多半是暴饮暴食或腹部
受凉。若是肠受凉所致的话，只须保持腹部温暖即可
痊愈。若因消化不良而导致腹泻，应保持心情平静、
暂时禁食，并保持腹部温暖，然后再吃一些易消化的
食物，大便就会逐渐恢复正常状态。

值得注意的是，如果大便时感觉有热度，很可
能是食物中毒。比较罕见的状况是，茶色中带白
色，并有酸味，这可能是假性霍乱的症状。这种少
见的症状多出现于孩童，凡遇此种情况，应立即上
医院接受检查。

茶色泥状大便

如果习惯性排出这样的大便，很可能罹患过敏
性肠症候群的慢性腹泻。腹泻是因整个大肠肠管（大
肠、小肠）出现异常而导致，可称为神经性腹泻。

但若喝过量的牛奶、吃过多的肉类，同样也会排
出茶色泥状的大便。

另外，接受肠胃检查时吃过钡剂，也会排出略
呈黄白色的泥状便。总之，茶色泥状便大致没有大
碍，若能及早治疗过敏性肠症候群，就能排出正常的
大便。

茶色半糊状大便

依旧属于健康便，虽然硬度稍微不足，但也

不必在意，即使带些黑斑点或颗粒状，只要没有混杂血或黏液，均无须担心。

茶色香蕉状大便

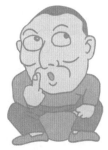

这是形状、色调均正常的理想大便。肠胃功能好，不必担心会生病，因为这是健康状况良好的象征。

但是，如果大便颜色略呈褐色或黑色，且混杂有其他东西时，应注意饮食内容，也许食物中包括了腌制品、生海苔、鸡内脏等不易消化的食品。此外，喝酒过量也会使粪便变色，应特别注意。

茶色硬柱状大便

这是便秘现象。假如大便是茶色硬柱状，则是属于便秘初期，诊治时不必急于灌肠，只要改善饮食，即可恢复香蕉状的正常大便。

（4）绿色大便

一般而言，发生绿色便的原因包括大便酸性太强，使胆汁胆红素呈绿色色调；也可能是食物中毒导致急性肠炎，因肠内细菌失去平衡状态，无法执行正常的食物分解作用，因此产生发炎而使大便呈绿色，也就是胆红素的黄色无法充分显色，以致大便不能呈正常色调。

绿色稀泥状大便

婴儿多排出这样的大便，成人很少排出绿色便，所以一旦发现有绿色腹泻便，应特别注意体内是否发生异常状态，不过也不需过于担心。

但幼童出现绿色腹泻便且有发烧情形时，可能是患葡萄球菌肠炎。发生这种状况，是因长期服用抑制肺炎等疾病的抗生素所致。此外，健康的人在食物中毒时，在排出的绿色腹泻便中，也会发现这种葡萄球菌。

绿色泥状大便

血溶性黄疸的病人必然排出这种绿色泥状大便。所谓血溶性黄疸，是因大部分的红血球受到破坏，产生大量的胆红素，使皮肤变黄，也使部分胆红素无法在肠内分解而排出体外。虽然患有这种疾病者多为婴儿，但也有少数成人患有此病，一旦发现应立即上医院。

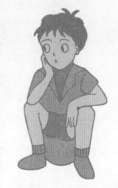

除此之外，食用过多的绿色蔬菜、维生素、绿色肠胃药等，均会排出绿色大便。当小孩受到精神压力，发生过敏性肠综合征时，也可能会排出绿色软便。

绿色半糊状大便

是一种不必过度担心的状况，当黄褐色大便中混杂一点紫色或深绿色时，表示是因食用过量的绿色蔬菜以致消化不良。

虽然很多人都认为绿色蔬菜有益健康，但也不能摄取过量。偶尔排出绿色半糊状的大便并无大碍，但是若经常排泄绿色便，就不是绿色蔬菜的原因了。

绿色香蕉状大便

排出这种形态的大便也无须过于紧张，因为它与健康形态的大便一样，只是色调不同而已，原因仍是绿色蔬菜食用过量导致消化不良。

绿色蔬菜中的叶绿素在正常状况下经小肠分解后应呈褐色，如果大便中出现绿色，可能是因蔬菜与其他食物混合而引起消化不良所致，或是因部分蔬菜未能消化而排出体外所致。

绿色硬球状大便

也是因食用过量的绿色蔬菜及服用过多的肠胃药，才会排出绿色状态的大便。

有些医生会开给患者含有叶绿素成分的肠胃药，患者吃了便会排出绿色便，甚至有人会因恐慌而导致排便时发生痛感。事实上，只要绿色便依旧呈某种程度的形态，就无须大惊小怪。

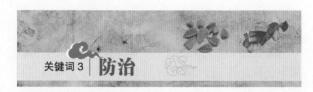

关键词3 | 防治

所谓肠胃病，实际上是许多病的统称。一般来说，临床上所说的胃病是对表现在胃部的疾病的泛称，同时也包括十二指肠疾病，如十二指肠溃疡等。我们可以通过治疗与预防，尽可能减少肠胃疾病发生的可能性，让我们的身体时时刻刻保持健康。

急性胃炎的治疗与预防

急性胃炎主要表现为上腹疼痛、不适，食欲下降，恶心呕吐，有时伴有腹泻，严重的急性胃炎还会引起呕血、便血等症状。根据病因的不同，急性胃炎可以分为两种类型：急性外周性胃炎（包括急性单纯性胃炎、急性腐蚀性胃炎、急性糜烂性胃炎）和急性内周性胃炎（包括急性感染性胃炎、急性化脓性胃炎）。在日常生活中，我们经常遇到的是急性单纯性胃炎。

（1）治疗

急性单纯性胃炎病因简单，治疗起来不复杂，只要按下列措施

34

进行救护，很快就能恢复正常。

消除致病因素，卧床休息。停止一切对胃有刺激的饮食和药物，短期禁食1～2餐，然后给予易消化、清淡、少渣的流质食物，这有利于胃的休息和损伤的愈合。

鼓励饮水。由于呕吐腹泻失水过多，病人在一定范围内要尽量多饮水，以补充丢失的水分。饮用水以糖盐水为佳，但不要喝含糖多的饮料，以免胃酸分泌过多加重腹痛。呕吐频繁的病人可在一次呕吐完毕后少量饮水（50毫升左右），多次饮入，这样才不至于呕出。

止痛。颠茄片、阿托品等药均可，还可局部热敷。

伴腹泻、发烧者可适当应用黄连素、氟哌酸等抗菌药物，但病情较轻者不能用，以免加重对胃的刺激。

呕吐腹泻严重，脱水明显，应及时送医院静脉输液治疗，一般1～2天内就可恢复。

（2）预防

节制饮酒，勿暴饮暴食，慎用或不用易损伤胃黏膜的药物。急性单纯性胃炎要及时治疗，愈后要防止复发，以免转为慢性胃炎，久治不愈。

勿进食病死牲畜的肉和内

脏，肉类、禽类、蛋类等要煮熟后可食用。加强食品卫生管理，变质及被沙门氏菌污染的食品不允许出售。搞好食堂卫生，建立卫生管理制度，注意食品制作时的卫生，防止食品被污染。做好水源保护、饮水管理和消毒。

加强锻炼，增强体质，使脾胃不易受伤。心情舒畅，保持肠胃功能平衡。节饮食，以利脾胃受纳吸收功能。慎起居，避风寒。

✦ 胃下垂的治疗与预防

胃下垂是指胃的位置异常下垂，人在站立时，胃的位置偏低，胃的下缘垂坠于盆腔，胃小弯弧线的最低点降至髂脊连线（约在肚脐水平线上）以下。主要表现为进食后腹胀、嗳气、恶心、呕吐，腹部下垂并有牵引感和压迫感，腹痛或反射性腰痛，稍食则饱，食欲下降，久之身体日趋消瘦。胃下垂多见于体型瘦长、体质虚弱、腹壁松弛、腹肌薄弱者。

（1）治疗

诊断胃下垂最好的方法是 X 光钡餐造影，可见胃体呈垂直状，蠕动无力，胃内滞留液较多，胃小弯弧线最低点在髂脊连线以下。超声波检查可见胃的下缘下移入盆腔（小腹部位），胃电图描记检查可见胃电波幅值无论在餐前还是在餐后都比正常低。

西医治疗：腹胀、胃排空缓慢者，可服用吗丁啉，每次 10 毫克，每日 3 次，或胃复安每次 5～10 毫克，每天 3 次。试用 ATP 治疗，每日早、午餐前半小时肌注，每次 20 毫克，每日 2 次，25 日为一疗程，间隔 5 天后再进行第二个疗程。必要时放置胃托。

中医治疗：选用毫针柄，在耳郭"肠胃区"按压，寻找敏感点，在此点上加压 2～3 分钟，每日 1 次。艾灸，取气海、关元、足三里、胃腧等穴施灸。

自疗注意事项

①胃下垂患者多数体质虚弱，故自疗时就要"治本"，从改善体质着手，例如，平时要积极参加体育锻炼，运动量可由小到大。

②不要暴饮暴食。食用的食品应富有营养，容易消化，但体积要小，高能量、高蛋白、高脂肪食品适当多于蔬菜水果，以增加腹部脂肪从而托起胃体。减少每次进食量，但要增加餐次，以减轻胃的负担。

③不宜久站和剧烈跳动，饭后宜半平卧半小时。

④卧床宜头低脚高，可以在床脚下垫两块砖头。

⑤性生活对体质衰弱者是较大负担，应尽量减少房事次数。

成药自疗法

①补中益气丸，每次 9 克，每日 3 次。

②十全大补膏，每次 1 汤匙，每日 3 次，开水冲服。

验方自疗法

①蜜根 30 克，生姜 3 片，红糖适量，每日 1 帖，

分两次煎服。

②炒黄芪 30 克，枳壳 15 克，甘草 10 克，每日 1 帖，分两次煎服。

③肉桂 10 克，五倍子 20 克，炒何首乌 30 克，一起研粉，每次 6 克，每日 1～2 次，温水吞服。

④枳壳 15 克，煎汤服，每日 2 次。

外治自疗法

①取百会、足三里两穴，用指端及指甲按掐两次，各 3～5 分钟，每日多次。（百会穴：两耳尖连线在头顶上的中点处。足三里穴：在外膝眼下四横指、胫骨外侧一横指处。）

②代灸膏贴百会、足三里、中脘三穴，隔天调换。（中脘穴：在剑突与脐连线的中点处。）

其他自疗法

每天做仰卧起坐 2～3 次，每次大约 10 分钟。

（2）预防

切勿暴饮暴食，宜少吃多餐；戒烟酒，禁肥甘、辛辣刺激之品，宜易消化、营养丰富的食品；不要参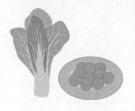加重体力劳动和剧烈活动，特别是进食后；饭后散步有助本病的康复；保持乐观情绪，勿暴怒，勿郁闷；要坚持治疗、食物调理和康复锻炼，要有战胜疾病的信心；

要养成良好的饮食习惯，饮食定时定量，体瘦者应增加营养；应积极参加体育锻炼，如散步、练气功、打太极拳等。

☞ 便秘的治疗与预防

便秘是指由于粪便在肠内停留过久，以致大便次数减少、大便干结、排出困难或不尽，一般两天以上不排便，可表示有便秘存在；如果每天均排大便，但排便困难且排便后仍有残便感，或伴有腹胀，也应纳入便秘的范围。

便秘时，常出现下腹膨胀、便意未尽等症状，严重者还会出现食欲不振、头昏、无力等症状，这可能与粪便的局部机械作用引起神经反射有关。

（1）治疗

多吃蔬菜、水果、玉米、大豆等食物，增加膳食纤维摄入量，养成定时排便的习惯，加强锻炼，并积极治疗原发疾病，如肛周疾病等。

交替使用各种泻药，但避免用强烈的泻药。酌情使用容积性泻剂、润滑性泻剂（如石蜡油）、高渗性泻剂（乳果糖、山梨醇等）、刺激性泻剂（蓖麻油、蒽醌类药物）。但要注意的是，此类药

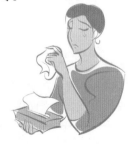

物有些不宜久服，最好在医生指导下选择使用。

顽固性便秘可服用轻泻剂，如酚酞双醋酚丁等，或用盐水、甘油、肥皂水洗肠。但长期使用泻药，会产生依赖性，有的泻药还有副作用，因此除非十分必要，最好还是少用或不用泻药。通便药可以选用膨松剂（如麦麸、欧车前等）和渗透性通便剂（如聚乙二醇4000、乳果糖），对慢传输型便秘，必要时可加用肠道促动力剂（莫沙比利等）。

中医治疗按病因分为以下五种

①热秘：大便干结，小便短赤，面红心烦，或有身热，口干口臭，腹胀或痛，舌红苔黄或黄燥，脉滑数。

治法：清热、润燥、通便。

方药：麻仁15克，芍药10克，枳实10克，大黄10克，厚朴10克，杏仁10克。

中成药：新清宁片。

②气秘：排便困难，大便干或不干，嗳气频作，胸肋痞满，腹中胀痛，舌苔白，脉弦。

治法：顺气通滞。

方药：沉香、木香、大黄各6克，枳实、槟榔、乌药各9克。

中成药：开胸顺气丸。

③气虚：大便秘而不结，虽有便意，临厕却努挣乏力，挣则汗出气短，常伴有神疲气虚、肢倦懒言、

舌淡苔白、脉弱等症状。

治法：益气、润肠、通便。

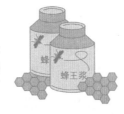

方药：黄芪 30 克，生白术 30 克，陈皮 10 克，火麻仁 10 克，白蜜 20 克，气虚明显者可加党参 10 克。

中成药：补中益气丸。

④血虚：大便干结，面色无华，头晕目眩，心悸健忘，唇舌色淡，脉细涩。

治法：养血、润燥、通便。

方药：当归 15 克，生地 15 克，麻仁 15 克，枳壳 10 克，肉苁蓉 12 克，大黄 6 克。

中成药：润肠丸。

⑤阴虚：大便干结如羊屎状，形体瘦削，口干思饮，或有心悸，颧红，失眠，眩晕，腰膝酸软，舌红少苔，脉细数。

治法：滋阴润肠。

方药：玄参 10 克，麦冬 15 克，生地 24 克，山药 20 克，山茱萸 12 克，丹皮 9 克，茯苓 9 克，泽泻 9 克，麻仁 10 克，玉竹 10 克，决明子 12 克，蜂蜜 30 克。

中成药：增液口服液。

（2）预防与调养

因为粪便主要是由食物消化后构成的，所以通过饮食调节来防治便秘是简单易行的方法。首先要注意饮食的量，只有足够的量，才足以刺激肠蠕动，使粪便正常通行和排出体外。首先是早饭要吃饱。其次要注意饮食的质，主食不要太精太细，要多吃些粗粮和杂粮，因为粗粮、杂粮消化后残渣多，可以增加对肠管的刺激量，利于大便运行。还要注意多吃含纤维素多的蔬菜，因为正常人每千克体重需要 90 ~ 100 毫克纤维素来维持正常排便。可多吃青菜、韭菜、芹菜、红薯等。因为纤维素不易被消化吸收，残渣量多，可增加肠管内容物的容积，提高肠管内压力，增加肠蠕动，有利于排便。

还有就是要多喝水，特别是重体力劳动者，因出汗多，呼吸量大，水分消耗多，肠管内水分必然被大量吸收，所以想预防大便干燥就得多喝水。早饭前或起床后喝一杯水有轻度通便的作用。足量饮水，使肠道得到充足的水分有利于肠内容物的通过。

另外，可多吃含脂肪多的食品，如核桃仁、花生米、芝麻、菜子油、花生油等，它们都有良好的通便作用。

每个人都有各种习惯，大便也不例外，到一定的时间就要排便，如果经常拖延大便时间，破坏良好的排便习惯，

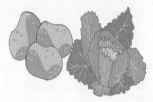

可使排便反射减弱，引起便秘，所以不要人为地控制排便感。经常容易发生便秘者一定要注意把大便安排在合理时间，每到时间就去上厕所，养成一个良好的排便习惯。

多做运动，大便自通。散步、跑步、做深呼吸、练气功、打太极拳、转腰抬腿、参加文体活动和体力劳动等均可使肠胃活动加强，食欲增加，膈肌、腹肌、肛门肌得到锻炼，提高排便动力，预防便秘。经常劳动的农村老年人很少便秘，而懒于活动、养尊处优的城市老年人便秘者较多，就说明了这个道理。

古代曾用导引术来防治便秘。《杂病源流犀浊》曰："保生秘要曰，以舌顶上腭，守悬壅，静念而液自生，俟满口，赤龙搅动，频漱频吞，听降直下丹田，又守静咽数回，大肠自润，行后功效。"这种方法对于年高体弱之人最为实用。

有关疾病的治疗对预防便秘亦有一定的作用，如过敏性结肠炎、大肠憩室炎、结肠肿瘤、结肠狭窄、甲状腺功能低下、糖尿病、子宫肌瘤，铅、汞等金属中毒等症。

● 腹泻的治疗与预防

腹泻是消化系统疾病表现出来的一种常见症状。正常人每日或隔日排成形便一次，少数人习惯每日排便 2 ～ 3 次，亦属正常。腹泻是指原来排便习惯改变，排便次数增多，粪便稀薄或含有脓血。如果单纯是排便次数增加而粪便成形，不应称为腹泻。在直肠便秘时，由于粪便嵌塞于直肠腔内，刺激直肠黏膜，可能出现排便次数增加、里急后重感，这种情况亦不应列为腹泻。

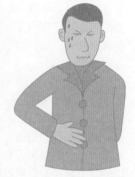

腹泻可分为急性腹泻和慢性腹泻。急性腹泻有较强的季节性，好发于夏秋二季，慢性腹泻是指腹泻超过了 3～6 周或反复发作。

（1）治疗

一般治疗

治疗腹泻症就是为了平息肠内不规则的运动，因此基本的方法是保持安静和进食。在腹泻持续期内，为了不使体力下降，有必要补充适当的营养和维生素以及含矿物质类的药品。腹泻病人必须喝大量的水，如生理盐水、角豆树茶、胡萝卜汁及绿色饮料（含叶绿素），以补充因腹泻而失去的水分。一旦腹泻激烈、持续时间长、有脓血黏液等，就得去医院检查，以确定发生病症的具体原因。可以做一次过敏测试，以了解你是否对某种食物过敏。

腹泻有时可能与你服用的药物有关，比如服用了舒解胃灼热的制酸剂就可能引起腹泻。为了避免与治疗胃灼热药物相关的腹泻，建议使用仅含氢氧化铝的制酸剂。除了制酸剂，抗生素、奎尼丁、秋水仙素（抗痛风药）等药也可能引起腹泻。如果你怀疑这些药物或其他药物使你腹泻，应向医生询问。

西医治疗

肠道感染是引起腹泻的重要原因，抗感染治疗以针对病原体的抗菌治疗最为理想。复方新诺明、氟哌酸（诺氟沙星）、环丙氟哌酸（环丙沙星）、氟嗪酸（氧氟沙星）对菌痢、沙门氏菌或产毒性大肠杆菌、螺旋杆菌感染有效，甲硝唑对溶组织阿米巴、梨形鞭毛虫感染有效。因此，这几种药物常用于急性感染性腹泻，包括预防和治疗所谓的旅行者腹泻。

治疗乳糖不耐受症和麦胶性乳糜泻所致的腹泻，须在饮食中分别剔除乳糖或麦胶成分；高渗性腹泻的治疗原则是停食或停用造成高渗的食物或药物；分泌性腹泻易致严重脱水和电解质丢失，除消除致病因素外，还应口服和静脉注射补充盐类和葡萄糖溶液，防止脱水；胆盐重吸收障碍引起的结肠腹泻，可用消胆胺吸附胆汁酸而止泻；治疗胆汁酸缺乏所致的脂肪泻，可用中链脂肪代替日常食用的长链脂肪，因前者不需经结合胆盐水解和微胶粒形成等过程，直接经门静脉系统吸收。

常用的止泻药有活性炭、鞣酸蛋白、次碳酸铋、

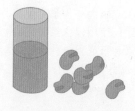

氢氧化铝凝胶等，每日3～4次。药效较强的复方樟脑酊（3～5毫升）和可待因（0.03克），每日2～3次。因久用可成瘾，故只适用于短期腹泻过频的病例。复方苯乙哌啶（每片含苯乙哌啶2.5毫克和阿托品0.025毫克），每次1～2片，每日2～4次，此药有加强中枢神经抑制的作用，但不宜与巴比妥类药物合用。氯苯哌酰胺（洛哌丁胺）的药效较复方苯乙哌啶更强且持久，不含阿托品，较少中枢神经反应，初服4毫克，日量不宜超过8毫克。培菲康可调节肠道功能。

解痉止痛剂可选用阿托品、普鲁本辛、山莨菪碱、普鲁卡因等药；镇静药可选用安定、利眠宁、苯巴比妥类药物。许多人喜欢用果胶、嗜酸菌、角豆粉、大麦、香蕉、瑞士干酪及各式各样的奇特食物来治疗腹泻，这些东西能约束肠子，延缓其蠕动，但是这只会延长毒素待在体内的时间，而你真正需要的是将引发腹泻的物质排出体外，所以治疗腹泻最佳的方法仍是顺其自然地排掉。

中医治疗

中医根据不同病机有补脾健胃、温补脾肾、清利湿热、温中散寒等多种治法，常用的中成药有胃苓散、保和丸、参苓白术散等。常见的涩肠止泻中药有石榴皮、诃子、椿皮、肉豆蔻、金樱子等。

食物治疗

腹泻时粪便中的水分增加，排便次数增多，粪便排出量增加，还含有脓血黏液。腹泻可引起严重营养缺乏及水、电解质平衡失调，若饮食安排不当，会延长病期，对健康造成极大影响，因此合理安排饮食对腹泻病人尤为重要。具有止泻作用的食品有糯米、小米、山药、莲子、芡实、栗子、樱桃、大枣、黑枣、柿饼等。腹泻者饮食不可过多，要保证营养，也要让肠胃休息。饮食应少纤维素、少油脂，刺激性食品、煎炸食品、荤腥厚味均属不宜。有人喝牛奶会加重腹泻，可改饮酸奶或豆浆。

急性腹泻可将肠内的有毒物质排出体外，从而产生保护作用，因此不要急于停止腹泻，要等到将体内的有毒物质排除完后再止泻，以免复发。慢性腹泻很有可能潜藏着其他疾病，因此发生慢性腹泻时最好到医院去请医生做详细诊断。另外，因过敏性症候群而引发的腹泻，有必要进行精神上的治疗。

如果不慎染上急性腹泻，应立刻采取治疗措施，急性腹泻治疗不及时，就会转变成慢性肠炎，慢性肠炎可反复发作，很难彻底治愈。因此急性腹泻一定要急治：

①口服黄连素片 3 片，一日 3 ～ 4 次。

②口服易蒙停胶囊，首次 2 粒，以后每次腹泻后

服 1 粒，直到治愈为止，但每天不得超过 8 粒。

③如无随身携带的药物，可按摩治疗，效果亦十分理想。方法是：病人俯卧，两肘撑在床上，两掌托腮，用枕头或其他软物（约 20 厘米厚）垫在靠膝盖的大腿下，使腰部弯曲；施治者用拇指按在患者的第二腰椎棘突（棘突即脊梁骨上突起的、能用手触到或可看到的隆起骨）的两侧，以强力向脚方向按压 2 分钟，重复一次即可止泻。

患者在腹泻期间不宜为家人做饭烧菜，直到症状消除为止。如厕后要记得将手洗干净，以免传染病菌给他人。

食物中毒后，如果病情较重就需立即去医院，病情较轻时可自疗观察，并注意以下事项：在症状未消失前，不要吃固体食物；多饮水，以补偿腹泻所失的水分，水里不要加糖，若水泻次数较多，1 升水中可加半茶匙食盐；如伴有呕吐，饮水时应一点一点少量地啜饮；不能喝牛奶；不能吃阿司匹林。

（2）预防

把住"病从口入"关，搞好环境卫生及个人卫生是预防腹泻发生的关键，具体应注意以下几点：

①动物性食品或海产品在食用前必须煮熟、煮透，海鱼、海虾、海蟹、海蜇等海产品中常存有副溶血弧菌（又称嗜盐菌），人们吃了未熟透的上述海产品后，可引起副溶血弧菌感染。又如猪、牛、羊、

鸡、鸭等动物内脏、
肉、蛋及乳制品常被沙
门氏菌污染，因此人们
在进食这种酱制品或熟
肉制品前应重新加热，
以防沙门氏菌感染。

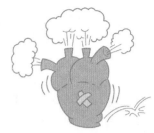

　　②不吃腐烂、变质
的食品。剩饭、粥、乳制品、鱼、肉、蛋等易受葡萄
球菌肠毒素的污染，若人们食入可引起葡萄球菌食物
中毒，因此剩饭、剩菜等在食用前必须充分加热，从
冰箱中取出的食物也应加热后再食用。

　　③加工生食和熟食的餐具应分开，以避免交叉
污染。

　　④饮用水煮沸后，可杀灭致病微生物。凉拌菜不
妨加点醋或蒜。

　　⑤不在不洁摊位购买食品或进餐，教育儿童从
小养成良好的卫生习惯和饮食习惯，饭前、便后要
洗手。

　　⑥要清洁环境，灭蝇、灭蟑。当周围有腹泻患者
时，应注意对患者隔离，例如，应隔离痢疾患者至症
状消失后一周。患者使用的餐具应同其他家庭成员所
使用的分开存放，用后可在沸水中煮沸，以达到消毒
的目的。患者使用过的被褥要放到户外让日光照射半
小时，这样可起到很好的消毒效果。

⑦适当地服用药物。黄连素片是预防和治疗腹泻的良药，如果在旅途中感到进食后肠胃不适，或进食的食物不太新鲜，或对饮食店的卫生觉得不满意，均可立即服黄连素片 2～3 片，能起到预防作用。

❧ 胃癌的治疗与预防

胃癌是发病率较高的消化系统疾病，发病原因尚未完全查明，但资料表明，胃癌与环境因素、饮食习惯、癌前病变及遗传等因素有密切关系。胃癌初期可有胃痛、腹胀、嗳气、食欲减退、逐渐消瘦、贫血、恶心、呕吐、肢体困倦、易疲劳等症状。

（1）胃癌的诊断

诊断胃癌除了详细了解病史和进行细致的体格检查外，必须进行有关的辅助检查，这对明确诊断有重要意义。

粪便隐血试验：是早期诊断胃癌的简易方法，90% 的胃癌大便隐血试验阳性。多次检查呈持续阳性，超过一个月，经内科治疗也不转阴者，就要考虑是否胃癌了。本法简单易行，可多次、反复检查，应作为首选方法。

胃液分析：胃癌病人的胃酸较低，胃酸低下的程度与肿瘤大小有关，胃癌体积越大，低酸或无酸倾向越大。

X 光检查：到目前为止，X 光肠胃钡餐仍是

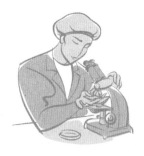

诊断胃癌的基本方法和重要方法，诊断正确率可达 80%。采用气钡、纸张双重造影法和多角度摄影法，可提高诊断率。

纤维胃镜检查：纤维胃镜检查结合钳取的活组织检查，是诊断胃癌的最可靠手段。早期癌可只在胃黏膜出现一小片黏膜的轻度隆起、凹陷或强直等轻微变化，提示胃癌的可能性，在局部钳取活组织病理检查，就可确定诊断。

胃癌是我国死亡率最高的恶性肿瘤。临床上遇到的胃癌病例多属进展型胃癌，手术切除术的 5 年生存率超过 90%，如果胃癌都能做到早期手术，就能大大延长胃癌术后的生存时间。因此，力争早期发现胃癌十分重要。为了延长胃癌病人的生存期，提高胃癌的治愈率，必须做到"早期发现、早期诊断、早期治疗"，即所谓的"胃癌三早"。

怎样才能做到"三早"呢？随着近年来的研究进展及诊断技术的进步，早期胃癌的发现率逐渐提高，但并不能完全令人满意，早期癌的诊断仍较进展期癌诊断困难。但如果注意以下几个方面，可能有助于早期癌的发现，便于早期治疗。①有多年胃病史，近期症状加重或疼痛规律突然改变；②无胃病史，短期内出现上腹疼痛、不适、腹胀、嗳气；③无胃病史，突然出现柏油样便、呕吐、呕血、食欲减退、消化不好、乏力、消瘦、胃内灼热感等少见症状；④胃液分析提示低酸或无酸；⑤大便隐血持续阳性且超过1个月。

（2）胃癌分期

胃癌的分期决定于肿瘤在胃壁内浸润的深度，胃从里向外可分为黏膜层、黏膜下层、肌层、浆膜下层和浆膜层。胃癌起源于胃的黏膜层，根据肿瘤浸润的深度，可以把胃癌分为三期：

①早期胃癌：肿瘤浸润仅限于黏膜层或黏膜下层。

②中期胃癌：肿瘤浸润已到达肌层。

③晚期胃癌：肿瘤浸润达浆膜下层、浆膜层或浆膜外。

通常将中、晚期胃癌称为进展期胃癌。

在早期胃癌中，黏膜层癌5年生存率为94.8%，黏膜下层癌为86.4%。中期胃癌5年生存率为69.2%。在晚期胃癌中，浆膜下层癌5年生存率为55.3%，浆膜层为33.7%，浆膜外癌为9.4%。

胃癌的预后除了与癌肿浸润的深度有关外，与癌主体的大小也有关。此外，胃癌对周围血管、淋巴管的侵犯和是否向淋巴结转移，也直接影响其预后状况。在早、中、晚期胃癌中，以无血管、淋巴管侵犯或向淋巴结转移者的预后较好。

（3）治疗原则

由于不同期的胃癌手术后 5 年生存率相当悬殊，故早期发现、早期治疗十分重要。胃癌的治疗原则是以外科疗法为主的综合治疗，按病期不同采取不同治疗原则。

早期：以手术根治切除为主，可酌情配合化疗、中药、免疫等综合治疗。

中期：应该争取做根治性手术或者做姑息性切除术，术后可用中药、化疗、免疫等综合性治疗。

晚期：在病人全身情况允许，又无远处转移，应争取做姑息性切除或短路快捷方式手术，手术后实施化疗、中药等综合治疗。

如有手术禁忌不能手术者，可用中药、化疗、免疫治疗等保守治疗。

胃癌在中医学中属于噎膈、胃痛、反胃等范畴，中医药疗法是胃癌的三大主要治疗方法之一。对中、晚期胃癌实施手术后必须配合化疗和中药治疗，这是目前治疗中、晚期胃癌的重要手段。对不能手术的晚期胃癌，采用中医药治疗就更有必要。

中医治疗胃癌同治疗其他疾病一样，不仅重视肿瘤本身，而且更重视患者的全身情况，根据辨证施治和辨病施治相结合的原则进行治疗。晚期胃癌患者术后大多体质虚弱，这时中药治疗多采用扶正与抗癌药物相结合的原则，可分为以下几种类型来辨证施治：

肝胃阴虚型：表现为胃脘疼痛，呕吐，呃道，口干口苦，嗳气陈腐，喜冷怕热，饮水较多，大便干结，舌红苔少，脉弦细。方选益胃汤，药用沙参、麦冬、玉竹、地黄、当归、川楝子、香附、陈皮、生姜汁，水煎服，每日一剂。

阴阳两虚型：表现为胃脘隐痛，呕吐频繁，口干喜饮，大便干结，全身疲乏，自汗盗汗，气短懒言，舌质淡红，脉象沉细。方选橘皮竹茹汤，药用党参、橘皮、竹茹、沙参、麦冬、生姜、大枣、甘草，水煎服，每日一剂。

脾胃虚寒型：表现为胃脘隐痛、喜嗳喜按，朝食暮吐，四肢发凉，神疲懒言，舌淡而润，脉沉迟。方选香砂二陈汤合三父养亲汤，药用广木香、砂红、陈皮、半夏、茯苓、白芥子、莱菔子，水煎服，每日一剂。

以上症候若兼气滞，可入香附、绛香、青皮、川楝子；兼见血瘀，可加归尾、桃仁、赤芍、丹参。

患胃癌的人在化疗期间常出现严重的消化道反应和骨髓抑制，这时采用中药可收到良好的辅助治疗效果。如果病人表现为饮食不香、胃脘饱

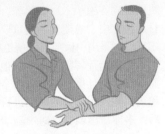

胀，宜以香砂六君子汤治疗；如果病人表现为胃脘饱胀、胸肋串痛，喜冷饮，宜以逍遥散治疗；如果病人表现为恶心、吐酸水、吐苦水，多属胃热证，可用橘皮竹茹汤治疗；如果病人表现以腹泻为主，属脾虚症，可以参苓白术散治疗。许多病人在化疗过程中出现白细胞下降，血小板减少，贫血、头晕、乏力、手足心发热等症状，属毒损伤气血所致，常选用补气养血、滋补肝肾类药物，如党参、太子参、人参、熟地、当归、鸡血藤、黄精、紫河车、枸杞子、女贞子、山萸肉、龙眼肉、红枣等。

（4）预防

胃癌的发生原因和机理很复杂，至今尚未完全清楚，因此还不能从根本上制止它的发生，但目前已经知道一些危险因素与胃癌的产生有密切关系，消除这些因素就能降低胃癌的发生率。

减少致癌物质的摄入，此外，吸烟、饮酒都能增加消化道癌发生的危险性，戒烟酒可减少癌的发生机会。

注意饮食规律：三餐饮食要有规律，避免过饥过饱，吃饭时要细嚼慢咽，勿偏食，勿吃过烫、过硬、煎炸过焦的食物，防止慢性胃炎、溃疡病等癌前疾病发生。要多吃含维生素较多的绿色蔬菜及含蛋白质高的食物。多吃蔬菜可大大减少胃癌的发生，因为绿色蔬菜中含有大量的维生素 C，可抑制强致癌物亚硝胺的形成，维生素 E、核黄素、维生素 A 等均有抑癌作用。

及时处理癌前疾病：①慢性胃炎，特别是萎缩性胃炎要及时治疗和定期复查，伴有重度典型增生者，应及时手术切除。②消化性溃疡，溃疡面直径大于 2.5 厘米及多发性溃疡，可考虑手术切除，以防癌变。③胃息肉，特别是多发性息肉或直径大于 2.5 厘米的息肉，要进行手术切除。④残胃炎，胃切除部分后，几乎 100% 有反流性胃炎，加上胃酸低，细菌繁殖使胃内亚硝胺的生成增加，可促进癌发生。残胃术后 15 ～ 25 年癌的发生率较高，应积极治疗残胃炎，减少胆汁反流。

防止精神因素致癌：精神心理因素对癌的发生有重要影响。中医称"噎膈是神思间病，多属忧思郁怒所致"，美国医学家也通过动物实验证明精神刺激对癌的发生有促进作用，所以保持精神愉快、心情舒畅、少发怒等是防癌的重要原则。

●急性肠炎的治疗与预防

从字面上看来，急性肠炎是肠的炎症，而大部分原因是由于细菌或病毒感染而引发的病症，是夏秋季的常见病、多发病。

病情轻的时候，经过一两天绝食便可治愈，由于腹泻而导致水分的流失，所以应尽量多喝点开水以补充水分。症状若减轻时后，可多食粥类清淡易消化食物，然后再慢慢恢复正常饮食。病情严重时，就应该去就医了。如找到致病菌，应按药物药敏试验用药，或选用黄连素 0.1 ～ 0.2 克，或 PPA 0.5 ～ 1.0 克，3 ～ 4 次 / 日，口服。对症治疗，腹痛可用阿托品。脱水病人应予补液，并注意纠正电解质紊乱和酸中毒。发生休克者应按休克处理。

急性肠炎的常用治疗药物

①解痉止痛：腹痛可用解痉剂，如口服阿托品 0.3 ～ 0.6 毫克或普鲁苯辛 15 毫克～ 30 毫克，或肌肉注射山莨菪碱 5 ～ 10 毫克，或安腹痛 1 支。②抗菌消炎：如细菌感染，应选用抗生素药物，如黄连素 0.3 克，每日 3 次，复方新诺明，每次 1 ～ 2 片，每日 3 ～ 4 次。氟哌酸 0.1 ～ 0.2，每日 3 次。庆大霉素 16 万单位，口服，每日 3 ～ 4 次。若剧烈呕吐或明显失水时，给予静脉滴注葡萄糖盐水。酸中毒时适当静点 5% 碳酸氢钠溶液。上消化道出血时应补液或输血、冰水洗胃、口服制酸剂。

成药的简易治疗法

①香连化滞丸 1 丸，每日 2 次。用于湿热壅滞、腹痛腹泻，或下痢赤白、里急后重。或加味香连丸，主清热化湿，化滞止泻。寒湿阻滞型腹泻用香砂养胃丸，每次 6 克，每日 2 次。食滞肠胃者用越鞠保和丸，每次 6 克，每日 2 次。脾胃虚弱者用香砂六君

子丸，每次 6 克，每日 2 次。甘温益气、健脾养胃。②茯苓 15 克，黄连 6 克，泽泻 5 克，苡米 15 克，车前子 15 克，葛根 15 克，滑石 15 克，甘草 3 克，用于湿热腹泻。③焦三仙各 10 克，槟榔 10 克，白蔻仁 10 克，莱菔子 10 克，丹参 10 克，薄荷 6 克，大腹皮 10 克，元胡 9 克，煎汤饮用，每日 1 剂，主治食滞肠胃，腹痛腹泻。

急性肠炎的一般预后良好。由于沙门菌属感染的急性肠炎，肠胃道反应剧烈，肠道内的致病菌被迅速排出体外，因此，毒血症症状一般较轻，病人多于短期内自行恢复。部分病人由于机体抵抗力差，或患有一些慢性病或接受了肾上腺皮质激素、免疫抑制剂等治疗，致使身体抵抗力下降，则病菌可自肠壁侵入血液引起菌血症，造成较严重的感染。对急骤暴泻者要及时补液，并注意纠正电解质酸碱平衡，否则会有不良后果，对老人和婴幼儿尤应注意。

积极开展卫生宣教工作，勿进食病死牲畜的肉和内脏。肉类、禽类、蛋类等要煮熟后方可食用。加强食品卫生管理，变质及被沙门菌属污染食品不准出售。搞好饮食卫生，认真注意食品制作卫生，防止食品被污染。做好水源保护，饮水管理和消毒。

加强锻炼，增强体质，使脾旺不易受邪。心情舒畅，保持肠胃功能平衡。节饮食，以利脾胃受纳吸收功能。慎起居，避风寒乃阴平阳密，精神乃治。

第一章

防治肠胃病的2大营养攻略

脂肪、蛋白质和糖类是人体三大能源物质。合理摄取脂肪、蛋白质和糖类，能够维持身体的营养均衡。同时维生素、纤维素、矿物质及微量元素等也是人体所必不可少的。那么肠胃病患者体内究竟需要哪些营养成分呢？

攻略 1 合理摄取三大营养成分，保持营养均衡

脂肪、蛋白质、糖类是人体的主要能量物质。人体的生命活动所需要的能量大部分都是从这三者中获取。但是这三种营养成分并不是越多越好，而是要合理摄取，保持营养均衡。

脂 类

脂类是脂肪、胆固醇、磷脂、脂蛋白、糖脂的总称。脂类是人体需要的重要营养素之一，是构成人体各种细胞的主要成分之一。脂肪含量占人体总重量的15%左右。脂肪是由甘油和脂肪酸构成的甘油三酯，其中脂肪酸又分为饱和和不饱和脂肪酸，不饱和脂肪酸又分为单不饱和和多不饱和脂肪酸。具体来说，脂类的供给受民族、地区、饮食习惯，以及季节、气候条件等所影响，变动范围很大。脂类物质的具体作用在于可供给我们热量，构成我们身体组织，供给我们必

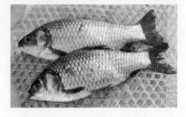

需的脂肪酸，协助脂溶性维生素吸收利用，储存热量。此外，脂肪可以隔离器官与关节，填充和避免摩擦，对人体起到一定的保护作用。如果脂类缺乏，就会导致皮肤无光泽、表皮变厚且易剥落；性功能、生殖能力减弱；毛发变得干燥、稀少。含脂肪较多的食物主要有动物油，如猪油、鱼肝油；植物油，如菜油、花生油、豆油、芝麻油。肉类、蛋、黄豆等也含有脂肪。

🐷 蛋白质

　　蛋白质是一切生命的物质基础，占人体重量的16%~20%，它在体内不断的合成与分解，是构成、更新、修补组织和细胞的重要成分，是人体的重要组成部分。蛋白质经常处于自我更新的状态，人体没有储存蛋白质的特殊场所，肌肉是蛋白质的"临时调节仓库"。蛋白质由 22 种氨基酸组成，其中有 9 种是人体自身不能合成的，必须从饮食中摄取，称为必需氨基酸。其他 13 种为非必需氨基酸。氨基酸组成的数量和排列顺序不同，使人体中蛋白质多达 10 万种以上。它们的结构、功能千差万别，形成了生命的多样性和复杂性。蛋白质的主要作用为：构成和修补肌肉、内脏、皮肤、毛发、大脑、血液、骨骼等人体组织和器官；人体的代谢、更新也需要蛋白质；帮助伤口愈合也要大量的蛋白质；维持机体正常的新陈代谢和各类

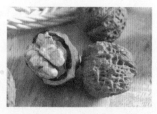

物质在体内的输送；维持机体内的体液平衡；免疫球蛋白可维持机体正常的免疫功能；构成人体必需的催化和调节功能的各种酶和激素的主要原料；维持神经系统的正常功能，如味觉、视觉和记忆；提供热能，但这并不是蛋白质的主要功用。膳食蛋白质缺乏可能会引发消化吸收不良、腹泻；肌肉松弛、缺乏弹性、皮肤粗糙、无光泽；低血压、贫血、手脚冰凉；肌肉萎缩；免疫力下降；伤口不易愈合；儿童时期可见体形矮小、智力发育障碍。蛋白质长期不足还可造成营养性水肿，严重者可导致其死亡。

但是，如果蛋白质过量的话，在体内不能贮存，多了机体无法吸收，将会因代谢障碍产生蛋白质中毒甚至死亡。素食者或少食肉类者、孕妇、手术后病人、老年人、糖尿病患者、高血压患者、心脑血管疾病患者、减肥者、儿童青少年都需要补充大量的蛋白质。

含蛋白质较多的食物主要有动物性食物中以蛋类（鸡、鸭、鹅、鹌鹑蛋）、瘦肉（猪、羊、牛、家禽肉等）、乳类（人、羊、牛乳）、鱼类（淡水、海水）、虾（淡水、海水）等含量丰富。植物性食物中以黄豆、蚕豆、花生、核桃、瓜子含量较高，米、麦中也有少量的蛋白质。

糖　类

　　糖类又称碳水化合物，是由碳、氢、氧 3 种元素构成的一大类化合物，是提供人体能量的主要物质，也是人类从膳食中获取热量最经济最主要的来源。对成人来说，一般认为有效碳水化合物的供给以占机体中总能量的 60% ～ 70% 为宜。糖类主要来源于谷类、薯类、豆类、坚果类等。膳食不均衡，有可能会导致缺乏碳水化合物，会引发心脑血管疾病、癌症等病，消化道疾病增多，如便秘、肠癌、痔疮等。含碳水化合物较多的食物主要有谷类（米、面、玉米）、淀粉类（山芋、土豆、芋头、绿豆、豌豆）、糖类（葡萄糖、果糖、蔗糖、麦芽糖）、还有水果、蔬菜。

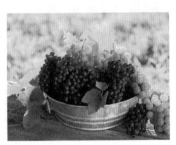

攻略 2 防治肠胃病的11种营养素

除了三大能源物质以外，人体还必须摄取营养素以及微量元素，这样才能够保持人体的健康与活力。对于肠胃病患者而言，摄取适量的营养素与微量元素对于肠胃的养护至关重要。

TOP 01 膳食纤维 ◎促进消化，清除体内废物

- **功能** 预防大肠癌，降低血脂，防治便秘、痔疮，减轻体重，减缓血糖上升，预防癌症。

- **作用** 膳食纤维一进入胃中，体积膨胀，易令人产生饱腹感，并减缓消化作用。促进肠道蠕动，预防便秘。因具保水作用，使粪便湿润柔软，迅速排出体外。

- **食物来源** 木耳、仙草、新鲜蔬菜、新鲜水果。

- **每日建议摄取量** 成人：25～35毫克。

- **缺乏时的症状** 便秘、血脂过高、肥胖。

- **营养小叮咛** 膳食纤维摄取过多会产生胀气，干扰矿物质吸收。

TOP 02 维生素A

◎增强免疫力，增强对呼吸性感染的抵抗力

● **功能** 维持身体各组织、器官正常运作，防止皮肤黏膜干燥角质化，帮助子宫内胎儿正常发育，预防夜盲症及视力减退。

● **作用** 维生素A能够促进消化，调节表皮及角质层的新陈代谢，维持正常适应黑暗能力和视觉，预防夜盲症及视力减退。

● **食物来源** 动物肝脏、鱼肝油、小鱼干、鳗鱼、新鲜蔬菜、新鲜水果。

● **每日建议摄取量** 成年男性：600 微克。成年女性：500 微克。

● **缺乏时的症状** 皮肤干燥且粗糙，呼吸道易感染，泪液分泌不足，出现夜盲症，长期缺乏且未接受治疗者可能会失明。

● **营养小叮咛** 维生素A与B族维生素、维生素D、维生素E及钙、磷、锌一起配合服用，最能发挥功效。

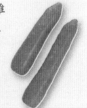

TOP 03 维生素E

◎ "血管清道夫"，提高人体免疫力，抗氧化作用

- **功能** 防止动脉硬化，抗衰老，美白，保湿，预防不孕、早产，改善男女性生殖问题。

- **作用** 维生素E可促进脂质分解、代谢的活性，有助于食物的消化与分解，缓解肠胃压力。维生素E有很强的抗氧化作用，能够清除自由基，增强肝脏的解毒能力，保护机体，缓解疲劳。维生素E是细胞呼吸的必需促进因子，提高机体免疫力。

- **食物来源** 未精制过植物油、小麦胚芽、胚芽米、鲜酵母、肉、奶、蛋、绿色蔬菜、坚果、干果、豆类。

- **每日建议摄取量** 成年男性每日12毫克，女性10毫克。

- **缺乏时的症状** 溶血，细微的贫血，神经、肌肉功能损伤及营养不良、不孕等。

- **营养小叮咛** 每天补充1~2次。维生素E生吃最能有效摄取；不可与阿司匹林等抗凝血剂同服，长期服用会造成心力衰竭；维生素E本身没有毒性，但是服用太多太久会耗尽储存在体内的维生素A。

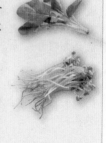

TOP 04 维生素C ◎维生素C是知名度最高的营养素，被誉为神奇的"万灵药"

● **功能**　促进消化，预防感冒，抗氧化，促进胶原蛋白形成，消除压力，降低血压，预防黑斑产生。

● **作用**　维生素C能够增强免疫系统功能，增加机体的抗病能力；可加速胃肠蠕动，促进消化；维持组织细胞的正常能量代谢并且调节细胞内氧化还原过程，促进心肌利用葡萄糖和心肌糖原的合成。

● **食物来源**　新鲜水果蔬菜，如鲜枣、刺梨、草莓、山楂、土豆、西红柿、荔枝、柑橘、桂圆、枸杞等。

● **每日建议摄取量**　成人正常100克，孕妇怀孕早期应摄取100克，中期与晚期应摄取130克。

● **缺乏时的症状**　容易疲倦，坏血病，牙龈出血，胶原蛋白流失，还会出现暂时性关节疼痛、激动、婴幼儿生长发育停顿、贫血、呼吸短促。

● **营养小叮咛**　维生素C摄取后会在 2 ~ 3 小时排泄掉，最好将一天摄取量分次食用；可能影响降胆固醇药物疗效；最好还是由天然食物中摄取；生长期儿童不宜大量服用。

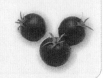

维生素B₁　◎分解和代谢糖类，促进细胞再生

• **功能**　参与脂肪和糖类的代谢，维持胃功能以及消化能力，保持正常食欲。

• **作用**　维生素B₁是重要的辅酶，主要参与糖类及脂肪的代谢，它可以帮助葡萄糖转变成能量，同时有利于肠胃对食物的吸收；能够抑制胆碱辅酶的活性，维持肠胃道的正常蠕动和消化腺的分泌。

• **食物来源**　猪肉、鸡肉、动物肝脏、豆类、全谷类、酵母、小麦胚粉、坚果、蛋类、绿色蔬菜。

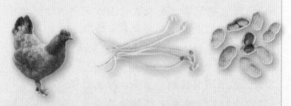

• **每日建议摄取量**　成人：1.2毫克。

• **缺乏时的症状**　食欲不振、消化不良、疲劳、神经质、全身无力、多发性神经炎、注意力不集中。

• **营养小叮咛**　维生素B₁怕高温，在烹煮过程中最好控制火候。加工过细的谷物中的维生素B₁将大量流失；维生素B₁在人体内仅停留3～6小时，多摄入的部分也不会贮藏在体内。必须每天补充。

TOP 06　维生素B₂　◎加速脂肪排出，阻断胆固醇来源

- **功能**　帮助减重，解决下痢、消化不良。

- **作用**　维生素 B₂ 可对细胞进行氧化还原作用，协助红血球与抗体的产生，因此大至抗癌、解毒，小至消除疲劳、改善偏头痛；参与机体内三大营养素的代谢过程，与热能代谢直接相关，能促进机体发育和细胞的再生。

- **食物来源**　绿色蔬菜、五谷杂粮、牛奶及乳制品、坚果类、豆类、肝脏、黄鳝、蛋、牛奶、奶酪等。

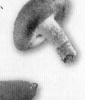

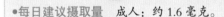

- **每日建议摄取量**　成人：约 1.6 毫克。

- **缺乏时的症状**　皮肤过敏发炎，眼睛无光，白内障，头晕，消化不良，口角炎、舌炎。

- **营养小叮咛**　由于维生素 B₂ 多余部分不会蓄积在体内，所以需要每日补充，摄取高热量食物时，应该增加摄入量；同时摄取维生素 B₂、维生素 B₆、维生素 C 效果会更好。但是维生素 B₂ 也不宜摄取过量。

TOP 07 »维生素B₆

◎稳定情绪，增强体内抗体

- **功能** 制造抗体及红血球，胃酸的制造，代谢蛋白质，协助大脑与神经的葡萄糖供应。

- **作用** 参与蛋白质、脂肪和糖的代谢，降低血液中胆固醇的含量，能够减轻抗癌药和放射治疗所引起的恶心、呕吐或妊娠呕吐等，是天然的利尿剂。

- **食物来源** 鸡肉、鲑鱼、熟青花菜、熟菠菜、香蕉、牛奶、豆类、花生。

- **每日建议摄取量** 成年男性：1.6毫克。成年女性：1.4毫克。

- **缺乏时的症状** 贫血，肾、膀胱结石，易患帕金森氏症、脂溢性皮炎、口角炎等。

- **营养小叮咛** 冲洗谷类与蔬菜的时间要短，以免维生素B₆流失；维生素B₆在烹饪中容易流失，最好控制烹煮时间；烟碱酸与维生素B₁、维生素B₂及维生素B₆同时补充，可以加强效用；同时摄取维生素B₆、烟碱酸以及维生素C、磷，可增进维生素B₂作用。维生素B₆在人体内只停留8小时，所以应该每天补充。

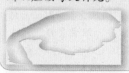

TOP 08 》》**钙**　◎构成骨骼和牙齿的主要元素

- **功能**　帮助睡眠、预防直肠癌、控制肌肉收缩、帮助血液凝集、维持心律正常、强化骨骼与牙齿、协助体内铁的代谢、促进神经系统的功能等。

- **作用**　钙能够促进人体新陈代谢，对肠胃起到一定的保护作用。

- **食物来源**　虾米、排骨、黄豆、豆腐、牛奶、小鱼干、绿色花椰菜、酸奶。

- **每日建议摄取量**　成人：1000 毫克（约 1000 克牛奶）。

- **缺乏时的症状**　易骨折，经常腰背酸痛、腿部疼痛，骨质疏松症。

- **营养小叮咛**　当钙摄取量过多时，会影响镁的吸收。

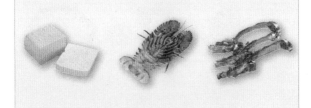

TOP 09 镁 ◎人体新陈代谢的必需元素

- **功能** 构成骨骼主要成分之一，调节神经细胞，参与体内细胞能量的转移与储存。

- **作用** 镁可以帮助肠胃的消化及对营养物质的吸收。

- **食物来源** 坚果类、空心菜、牛奶、小麦胚芽、燕麦、糙米。

- **每日建议摄取量** 成年男性：360毫克；成年女性：315毫克。

- **缺乏时的症状** 易暴躁、紧张，经常头痛，失眠或睡眠品质不好。

- **营养小叮咛** 食用过多动物蛋白，磷摄取过多便会产生镁不足的现象。

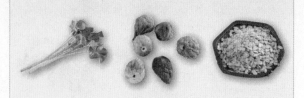

TOP 10 》胆碱 ◎人体必需的微量元素

● **功能**　胆囊调节、神经传导、镇定安神、降低血压、改善心绞痛、改善血液栓塞、形成卵磷脂、维护脑部健康、维护肾脏健康、促进肝脏功能、防止记忆力衰退、协助荷尔蒙制造、消除肝脏脂肪、代谢脂肪与胆固醇。

● **作用**　胆碱就是维生素 B_4，可以代谢脂肪、分解血液中的同型半胱氨酸，借此保护血管健康，预防动脉硬化，降低血压。

● **食物来源**　全谷类、包心菜、花椰菜、动物内脏、牛肉、蛋黄、豆类、乳制品、各种坚果、酵母菌。

● **每日建议摄取量**　成人：550 毫克。

● **缺乏时的症状**　高血压、脂肪肝、动脉硬化、记忆力衰退、大脑功能受损、肾脏功能受损。

● **营养小叮咛**　胆碱与叶酸（维生素 B_9）、维生素 B_{12}、氨基酸相互配合，才能发挥最大效用。

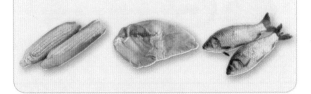

TOP 11 》 **烟碱酸**　◎烟碱酸同属 B 族维生素，可由人体合成

● **功能**　预防口臭、促进消化、降低血压、加速血液循环、缓和腹泻症状、维持皮肤健康、稳定精神状态、维持神经系统健康、预防及治疗偏头痛、治疗口腔嘴唇发炎、协助性荷尔蒙合成、降低低密度脂蛋白、增加高密度脂蛋白、分解碳水化合物、分解脂肪与蛋白质。

● **作用**　促进脂蛋白的代谢，改善血脂状态，加速胆固醇的排出。

● **食物来源**　肝脏、瘦肉、全麦食物、干果、核桃、梅子、酵母、猪腰、小麦胚芽、鱼。

● **每日建议摄取量**　成人：10～15 克。

● **缺乏时的症状**　头痛，全身无力，皮肤粗糙，对光线敏感，健忘烦躁，体重减轻。

● **营养小叮咛**　有肝病、肝功能受损问题者不宜服用。

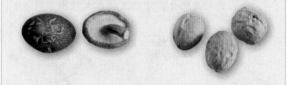

第二章

防治肠胃病的2大食疗技巧

预防与治疗肠胃病需要通过控制饮食来达到治疗的目标，所以防治肠胃病饮食就必须讲究一定的技巧，只有掌握了技巧与方法，才能够将饮食调理进行得事半功倍。

肠胃病患者要控制饮食首先就要要选用合适的食材，采用合理的方法，依照科学的饮食原则，牢记饮食禁忌，设计出合适的饮食方案，坚持实施就能够达到目标。

技巧 1　选择正确食物，维持身体健康

不同的食物由于营养成分不同，食用方法不同，所以食疗结果也是不同的。预防和治疗肠胃病，选对食物是关键。

● 食疗的目标

肠胃病患者的饮食要讲究营养平衡和易于消化。然而，多数患者在家中做饭时，不知不觉中就会偏向于自己喜爱的食物。还有的人不管营养，什么菜都吃，一点也不加以选择。这些没有按营养平衡的标准来挑选食品的吃法，又怎么能达到营养平衡的效果呢？那么，到底应该怎样做才好呢？

我们知道，按食物所含的营养成分，可以将食品分为四类，每一组食品中都含有人体必不可少的营养成分，因此必须对各种食品进行选择、搭配，这样才能保证我们每天所得到的营养是平衡的。要做到这一点，就得对各种食品的营养价值进行估算，这当然是一件很麻烦的事，但是为了你的健康，尤其是肠胃病患者必须要这样做。

这四类食品分别是：①乳（制品）、蛋；②肉、豆制品；③蔬菜、水果；④粮食类、油脂、糖。

一个人一天内必须摄取 1600 卡的热量，也就是说在①类中取 240 卡，②类中取 240 卡，③类中取 240 卡，④类中取 880 卡就可以了。

下面我们就对这四类食品的特征做简单的介绍。

乳、乳制品及蛋。牛奶、奶酪、蛋都含有丰富的营养元素，尤其是牛奶，含有优良的蛋白质、维生素、钙等能使身体维持平衡的物质，可以说是非常不错

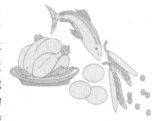

的食品。在一杯牛奶中，含有人体一天所需钙质的 1/3 ；牛奶还可以保护胃壁，具有中和胃酸的功效，因此最好每天都喝 1~2 杯牛奶。蛋中除含有优良的蛋白质外，还含有维生素、无机物、铁等人体所必需的营养物质，所以最好每天吃一个鸡蛋。

肉、鱼类、豆、豆制品。这类食品能提供人体所需的优良蛋白质，豆制品除含有丰富的蛋白质外，还含有维生素 A、维生素 B_1、维生素 B_2、铁等，因此在每天的饮食安排中，这类含有丰富的优良蛋白质的食物是必不可少的。

蔬菜、水果。这类食品能提供调整人体功能所需的维生素、无机物和纤维质。蔬菜又可分为黄绿色蔬菜和淡色蔬菜。黄绿色蔬菜中除主要含有维生素 A

外，还富含维生素 B_1、维生素 B_2 和维生素 C，因此最好能多食用这些蔬菜。能生吃的水果都能成为维生素、钾等营养素的补给来源，但这类水果中含有糖分，如果吃得过多身体易变胖，这一点是要注意的。

粮食、油脂、糖。这类食品能提供人体体力和体温所必需的能源。粮食中主要含有糖分，可提供蛋白质，胚芽中含有维生素 B_1、

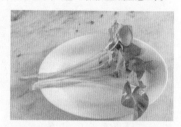

维生素 B_2、维生素 B_6 和维生素 E，因此应选择有胚芽精的白米作为主食。即使是少量的油脂，其热量也特别高，如果使用得当的话能替代玉米素的热量，但因为它停留在胃内的时间较长，可能会造成消化不良，因此要注意适量食用，特别是肠胃功能较弱的胃病患者，更是不能食用太多。糖一般都含有特别高的糖分，当用糖做调味品时，虽然可以使食品的味道变得十分可口，但还是要谨慎使用，不能吃得太多。

胃病患者在选择食物时要考虑营养平衡和易消化，但如果在吃的过程中不细嚼慢咽，那也是无法达到良好的效果的。因为食物一入口便开始消化，只有用牙齿好好咀嚼食物并让其和唾液混在一起，唾液中的消化酶才会产生作用，分解食物从而减轻胃的负

担。因此，对于胃功能弱的人来说，为了不增加胃的
负担，吃东西最好细嚼慢咽。特别是煎饼之类的食
物，如果不经过咀嚼而囫囵地吞下去的话，很容易刺
伤胃黏膜从而诱发炎症。如果有蛀牙或齿槽流脓的现
象，而又不能自我检查的，最好定期去做牙科检查，
这样才能做到牙好，胃口好，吃饭香，更有利于胃病
患者的复原。

如果食用的是易消化的食品，就得考虑少量多
餐的用餐方法，这更有利于肠胃的消化和对营养的吸
收。如果给胃里一次性地送入大量食物，会使本来不
好的胃难以消化，不完全消化的食品一旦进入肠内，
肠就难以应付了，当然就谈不上吸收营养了。因此，
一次的饮食量应谨慎地控制，以在八分饱的范围内为
最佳。另外，当胃处于空空的状况时进食的话，也会
给胃带来过重的负担。为了缓和这种刺激，我们可以
在饥饿时吃点零食，但零食的量要以不影响下一餐的
饮食为限，也就是说零食要少，否则也是不利于肠胃
的复原的。虽然可以吃零食，但是我们还是不赞成吃
快餐点心之类的东西，最好吃一些面、荞麦、自制的
布丁、牛奶、酸奶酪、水果等，还要尽量少食用甜
品。请注意：以上的方法不适合胃溃疡患者！

现在，有不少上班族早上都不吃早餐，只喝杯咖
啡、牛奶便去上班了，这样的饮食习惯会破坏胃的正
常运作。每天在规定的时间内进餐，肠胃便会自然地

适应这种节奏，一到了该用餐的时间，自然就会有一种想吃东西的欲望，也就我们所说的食欲。如果打乱了用餐的规律，胃里一会空

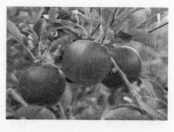

空如也，一会儿又胀得难以消化，肠胃就很难适应，时间一长，不得肠胃病那才是怪事呢。

现在的上班族因为早晨时间紧迫，时常顾不上吃早餐就匆匆忙忙地去上班。但即使再怎么忙，最好还是喝点牛奶吃点烤奶酪面包之类的食物，这样胃里才有东西消化。如果不吃早餐，工作时又在外面粗略地吃午餐，晚上又是宴会、酒宴什么的，这样对身体是有很大损害的。所以三餐应尽量有规律，每餐都要不慌不忙地吃，因为在心平静时，肠胃的功能会变得活跃起来，更易消化吸收食物。要注意的是，在饭后 30 分钟内应好好地休息一下。

进食易消化的食物

什么是易消化的食品呢？就是指那些只通过胃黏膜就能消化吸收，并且还不刺激胃黏膜的食品。肠胃状况不好时，应尽量食用一些能减少肠胃负担，即易消化的食品。一说到易消化的食品，很多人自

然会想到粥和豆腐之类的食品，可是仅吃粥或豆腐是不能得到身体所需的营养的，所以肠胃病患者还是应该选择食用那些营养高、各种营养平衡且易于消化的食品。

很多人都认为肉难以消化，而且筋多、坚硬，但如果是除去脂肪（肥肉）后的瘦肉，就是易消化的食品。我们知道，加热过度肉便会膨胀起来，就会变得柔软且味道鲜美，因此我们可以想办法，根据不同的食品特点采用不同的加工方法，就可以做出不同的、美味可口的、营养丰富且又易于消化的食品。

易消化的食品不仅是柔软的，还要在调制时充分考虑到食品的营养，这才适合肠胃病患者的食疗要求。要达到这些要求，在调制时必须注意以下几点：

①原料要切成适合人吞咽的大小块状。只有当原料的大小合适时，才能好好咀嚼。嚼细的食品不仅能促进唾液的分泌，还能缩短食品在胃内的消化时间，从而减轻胃的负担。

②食物的味道要尽量淡。用糖、盐等调味品制成的汤，含香辣料、香精的食品虽然能满足味觉的需要，但它们会刺激胃黏膜从而伤害胃，所以，为了让受伤的胃尽快复原，食物的味道最好还是淡一些。

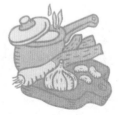

③选择符合食品特点的制

作方法。一些不易消化的食物可以通过烹调使其成为易消化的食物，即运用浸泡、打碎、搅拌、蒸煮等方式使食物变得柔软，达到适合肠胃病患者食用的要求。

具体来说，有以下烹调要求：

在制作老年人的饮食时，煮不仅可以使蔬菜中的纤维变柔软，且煮熟后的蔬菜体积减小了，食用起来会更方便。

肉类食物虽然加热后易变硬，但只要再继续煮一段时间，使肉中的纤维破坏，肉就会变软很多。

一般来说，蛋煮得越久越硬，且不易于消化，因此最好是吃半熟的蛋。

由于经过烧烤后，食品的水分就会被蒸发掉，变得坚硬，因此不要将食品烧烤过度。为了防止烧烤过度，可以用铝箔将食品包起来烧，如果是放在平底锅中烧，可以选用优质的黄油和食物油。

相对而言，蒸的食品不仅营养素损失少，而且食物也较柔软，是一种很好的食物烹调方法。

油炸食品由于吸收了油，会给溃疡病人的胃增加负担，而炒菜因为是用强火快炒而成的，所以在食品中还留有残余硬质，因此这两种方式烹调的食物都不适合肠胃功能弱的人食用。但由于这两种方法制作的食物具有色、香、味俱佳的特点，很能吸引人，如果肠胃病患者想要食用这类食物的话，可将其用水煮一下或蒸一蒸。

10大防治肠胃病的食疗技巧

技巧 2

> 正确的食疗方法能够使食疗事半功倍，肠胃病病人在进行食疗时应当采用正确的食疗技巧，才能够起到保护肠胃的功效。

普通饮食

普食与正常人平时所使用的饮食基本相同。住院患者采用普食的数目最多，所占比例也最大。如果体温正常、咀嚼能力无问题、消化功能无障碍、在治疗上无特殊的饮食要求又不需任何饮食限制的患者，都可接受普食。

普食的热量及营养素含量必须达到每日饮食供给量的标准。最好每日热量为2000~2500千卡。每日提供70~90克蛋白质，占总热量的12%~14%，其中，优质蛋白质应占蛋白质总量的50%以上。食物应尽量制作得美观可口，注意色、香、味，以提高患者食欲并促进消化吸收。

避免使用一些较难消化、具有刺激性的及易胀气的食物。如油炸食品、过多油腻食品、过于辛辣及气味浓烈的调味品等。

软食

软食是介于半流质到普通饮食中间的一种饮食，如面条、软饭、饺子、馄饨、包子、馒头、猪肉、苋菜、番茄、菜花、豆腐等。

这种饮食质软、易咀嚼，食物烹调时都要切碎、炖烂、煮烂，比普食更容易被人体消化吸收。因为软食容易被消化，便于咀嚼，故而它适用于牙齿咀嚼不便、不能食用大块食物、消化吸收能力稍弱的患者，以及低热患者、伤寒、痢疾、急性肠炎等恢复期病人、口腔有疾病、老年人及幼儿等。一般来说，软食每日所提供的热量为 1800~2200 千卡，蛋白质每日提供 70~80 克。在食物材料的选择上应挑选粗糙的饮食纤维及较硬的肌肉纤维含量较少的食物，但要使它们软化。食物一定要达到易咀嚼、易消化、比较清淡、少油腻的目的。切记不用油炸的食物，少用含粗纤维的蔬菜，忌用强烈辛辣调味品。长期采用软饭的病人，因蔬菜都是切碎煮软的，损失较多的维生素，要注意适当补充，多食用含丰富维生素 C 的食物，如番茄、新鲜水果、菜心等。

半流质饮食

半流质饮食是一种食物比较稀软烂易消化、易咀嚼、含粗纤维少、无强烈刺激呈半流质状态的食物，质地介于软食和流食之间。半流质饮食适合于发烧、胃肠消化道疾病患者、口腔疾病或咀嚼困难者、外科消化道手术后患者、身体比较衰弱缺乏食欲或暂时食用稀软食物的患者等。

这种饮食应较稀软，饮食纤维较少，易于咀嚼和消化。要尽量做到少量多餐，每日 5～6 餐。营养必须充足平衡合理，味美可口。

可用的食物有肉末粥、碎菜粥、蛋花粥、挂面汤、面片汤、馄饨、面包、蜂糕；蒸蛋羹、蛋花汤、卧鸡蛋；牛奶、酸奶、杏仁豆腐、布丁、嫩豆腐、豆腐脑；果汁、果泥、果冻；西瓜、熟香蕉；菜泥、菜汁、嫩碎菜末；各种肉汤、嫩肉丝、肉末、鱼丸、鱼片等。

流质饮食

流食是呈液体状态或是在口腔内能融化成为液体，比起半流质饮食来，它更易于吞咽和消化。流食适用于极度衰弱、无力咀嚼食物的患者。此外，高烧、口腔手术、消化道大手术后患者、急性胃肠炎、食道狭窄患者等，也适合食用流食。但流食所提供的热量、蛋白质及其

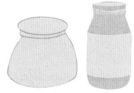

他营养素均不足，只能短期或在过渡期应用。如果长期食用，需增加热量、蛋白质等营养素的摄入量。尽量做到少量多餐，每日进食 6 ～ 7 次。切忌不含任何刺激性食物及调味品。

可用的食物有稠米汤、藕粉、杏仁茶、菠萝麦片粥；蒸蛋羹、肉汤冲鸡蛋，牛奶冲鸡蛋；各种牛奶及奶制品，如奶酪、杏仁豆腐、酸奶、冰激凌、可可牛奶；豆浆、菠萝豆汤；菜水，菠萝菜汤，西红柿汁；鲜果汁、煮果子水、果茶、果冻；清鸡汤、清肉汤、肝汤等。

营养流食是专门为特殊人群研制开发的全营养型肠内营养制剂，按科学的比例，由三大能量物质和多种维生素以及多种微量元素组成，符合中国人的生理和口味特点，可科学、全面、均衡地提供人体所需的各种营养物质。其中富含由酪蛋白、大豆分离蛋白组成的蛋白质。必需氨基酸品种全，含量高，易消化吸收。能够帮助病人恢复正氮平衡，加速机体痊愈。由玉米胚芽油、卵磷脂组成的脂肪。补充足够的必需脂肪酸，提高机体免疫功能。主要由麦芽糊精组成，不含乳糖的碳水化合物。容易消化，避免乳糖不耐受而引起的腹泻、腹胀等不适。1.5升中所含维生素、矿物质和微量元素的量完全满足中国营养学会制定的DRIs 标准。

清流食

清流食不含有胀气食品，比一般流质饮食更加清淡，为限制较严的流质饮食。服用清流质饮食，可供给机体液体及少量热量和电解质，以防出现脱水现象。

腹部手术后，由静脉输液过渡到食用流质或半流质饮食之前，患者应先食用清流质饮食。准备肠道手术之前，患者也应采用清流食。急性腹泻时，这种饮食为初步口服食物，以液体及电解质为主。严重衰弱患者也可将此饮食作为初步口服营养。

该饮食切忌不能使用牛奶、豆浆、糖及一切易导致胀气的食品。每餐的摄入量也不宜过多。由于清流食所提供的营养甚低，热量及其他营养素都不够充足，只能短期应用，长期应用将会导致缺乏营养。

低脂肪饮食

低脂肪饮食是一种限制脂肪供给量的饮食，是为了限制饮食中脂肪的摄入。包括食物自身所含脂肪和烹调用油。

该饮食主要用于治疗或改善因脂肪水解、吸收、运转及代谢不正常所致的一系列症状。限脂肪饮食可分为完全不含脂肪的纯糖类饮食；严格限脂肪饮食，脂肪总量（包括食物所含脂肪及烹调油）每日不超过20克；中度限脂肪饮食，脂肪总量（包括食物所含脂肪及烹调油）每日不超过 40 克；轻度限脂肪饮食，脂肪总量（包括食物所含脂肪及烹调油）每日不超过 50 克。

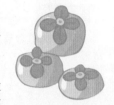

这种饮食适用于罹患急慢性胰腺炎、胆囊疾患、肥胖症、高脂血症，以及与脂肪吸收不良有关的其他疾患者，如由肠黏膜疾患、胃切除和短肠综合征等所引起的脂肪泻患者均可按此饮食。脂肪泻可导致多种营养素的丢失，应注意进行必要的补充。

这种饮食限制了脂肪的摄入，除选用含脂肪少的食物外，食物的烹调方法应采用蒸、煮、烩、卤、拌等少用油或不用油的方法改善食物的色香味。禁用油炸、油煎食物。食物应清淡，少刺激性，易于消化，必要时少食多餐。

清蒸鱼、白斩鸡、氽肉丸、烩鸡丝、拌豆腐、卤肝、浓米汤、藕粉等都是低油菜。可供选择的低脂食物还有所有的水果及果汁、乳制品、大米、面包、通心粉、咸苏打饼干、玉米粉、蜂蜜、果酱、番茄酱、生姜、芥末、咖啡和茶。

🍴 限糖类饮食

这是一种限制糖类的饮食，原则为低糖类、高蛋白质、中等脂肪量，糖类应以多糖类和复合糖类为主，可达到预防或治疗倾倒综合征的目的。倾倒综合征是指当患者在接受了胃切除和胃肠吻合术后，胃的生理功能无法正常发挥，胃内食糜骤然倾倒进十二指肠或空肠，从而引发的一系列症状。倾倒综合征患者餐后半小时左右发作，尤其是进食大量糖类后，会感到上腹胀痛和饱胀不适、恶心，时伴呕吐、腹鸣胀气，随即有频频便意，并见连续数次含不消化食物的腹泻，同时伴随头昏、眩晕、软弱无力，甚至颤抖、晕厥，伴颜面发红或苍白，以及心动过速等症状，严重者极有可能血压下降。在餐后躺卧片刻可迅速消除症状或避免发作，但如果在进餐中发生，患者应立即停止进食，1小时内症状可全部消失。

应少量多餐，避免胃肠道中蓄积过多，由少向多循序渐进进食，进食时应注意细嚼慢咽。忌用单糖浓缩甜食，如精制糖果、甜点心、甜饮料等。

高纤维饮食

食物纤维是指食物在人体肠道内不被消化的植物性物质。高纤维饮食是增加饮食纤维数量的饮食。每日所供饮食纤维的数量在20～35克之间。食用高纤维饮食，可以增加肠道蠕动，促进粪便排出。产生挥发性脂肪酸，具有滑泻作用。吸收水分，使粪便软化利于排出。减轻结肠管腔内压力，改善憩室病症状。可与胆汁酸结合，增加粪便中胆汁酸的排出，有利于

降低血清胆固醇。罹患无张力
便秘、无并发症的憩室病等需
要增加饮食纤维量的患者均适
用于此类饮食。但切记不可大
量摄入饮食纤维，否则有可能
会产生腹泻，并加重胃肠胀气
的症状；此外，它们还会影响食物中钙、镁、铁、锌
及一些维生素的吸收和利用。

　　蔬菜、水果等一般都含有比较多的纤维，蔬菜如
菜心、玉米、地瓜、芋头、生菜、芹菜等，水果如苹
果等。各种肉类、蛋类、奶制品、各种油、海鲜、酒
精饮料、软饮料都不含纤维素；各种婴幼儿食品的纤
维素含量都极低。

🍂 低纤维饮食

　　低纤维饮食也称少渣饮食，是指食物纤维含量极
少、易于消化的饮食。食用低纤维饮食的目的在于可
以尽量减少食物纤维对胃肠的刺激和梗阻，减慢肠蠕
动，减少粪便量。

　　如果肠胃道无法消化纤维，建议采取低纤维饮
食，这种饮食通常是用在接受肠胃道手术后，尚不能
恢复正常饮食的情况下。低纤维饮食也可在病患接受
放射线等治疗后，肠胃功能受损或肠胃道敏感时食
用。消化管狭窄并有阻塞危险的患者，如食管或肠狭

窄、某些食管静脉曲张、肠憩室病，各种急、慢性肠炎，痢疾，伤寒，肠肿瘤，肠手术前后，痔瘘患者等；全流质饮食后，软食后正常饮食间的过渡饮食。

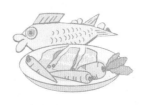

低纤维饮食限制蔬菜、水果等摄取的量，牛奶及乳制品也限制在一天 2 杯以内。烹调时要尽量将食物切碎煮烂，做成泥状，忌油炸、油煎，禁用烈性刺激性调味品。少量多餐，注意营养平衡。脂肪数量不宜太多，因腹泻患者对脂肪的吸收能力减弱，易导致脂肪泻。长期食用该饮食对身体不利，应设法补充维生素 C。

低纤维的食物有粥、烂饭、面包、软面条、饼干、切碎制成软烂的嫩肉、动物内脏、鸡、鱼、豆浆、豆腐脑、番茄、胡萝卜、土豆等。

胃切除手术后的饮食

一般来说，术后要待排气后再进食。出现排气，说明病人肠蠕动基本恢复，就可以进少量流食了，如面汤、米粥、肉松等。这样刺激肠道，可以促进肠道功能的恢复，利于康复。

饮食调理要循序渐进。胃大部切除术后 3～5 天可以喝些"清流"，如开水、果汁、豆浆这类不带渣的饮料。两天后可改为全流饮食,包括大米粥、小米粥、肉松、牛奶等,每天 5～6 次,每次 80～100 毫升。再过两三天,可改半流质饮食,如烂面条、面片等。术后 12 天,病人便可以吃正常饮食了。胃切除术后,胃酸减少导致小肠上端蠕动加快,扰乱了消化生理功能,影响了蛋白质与铁质的吸收,易发生缺铁性贫血的症状。患者可适当吃些瘦肉、鱼虾、动物血、动物肝肾、蛋黄、豆制品以及大枣、绿叶菜、芝麻酱等富含蛋白质及铁质的食品。

切记要少吃多餐,避免一次进食过多,造成胃扩张,导致吻合口撕裂。吃东西要注意细嚼慢咽,尽量不吃黏、凉、生、带皮、粗硬的食物,忌吃辛辣刺激性强的调味品,如胡椒、芥末等,严禁饮烈性酒杯,以免通不过吻合口,造成梗塞。

第四章
11个关于肠胃病食疗的问题

对于肠胃病的饮食，你了解多少？什么食物该吃？什么食物不该吃？什么食物可以多吃？什么食物应该少吃？什么因素对于肠胃病有影响？什么食物来调节保养对于肠胃效果好？

问题 1 饥饿对胃的健康有影响吗

> 饥饿对于胃的伤害很严重，所以要预防肠胃病就要记得规律进食，不要让胃处于饱胀或饥荒的状态。

胃的病变通常是由食物引起，但食欲也是判断胃是否健康的一种标准，缺乏食欲时可认为胃的活动陷入迟缓状态。如果胃的运动（蠕动）衰弱，食物长时间停在胃里，而不能通往十二指肠，胃始终在饱满状态中，人便会缺乏食欲。虽然胃里空空如也，倘若胃液的分泌缺乏，纵使看见食物，由于胃液引起的空腹信号没有出现，结果也引不起食欲。患有胃弛缓症者，因为胃的运动功能低下，消化不良，故有食欲不振的现象。

因此，人们认为没有食欲是胃病变的表现，这样食欲便成了健康的标志。但另一方面，食欲旺盛也不能代表胃很正常。当人一饥饿，肚子便会"咕咕"作响，这是因为没有吞食食物而胃在蠕动，空气在胃中来回活动所发出的声音，我们平常所说的"肚子饿得咕咕叫"就是这个意思。当然，胃液的分泌也从这时开始了，如果这时我们还不吃点什么食物填饱肚子的话，那么胃便会产生疼痛的感觉。

问题 2　空腹喝碳酸饮料对肠胃有什么影响

空腹喝碳酸饮料，在刺激的同时会很大程度地伤害肠胃，引发疾病，所以尽量少喝碳酸饮料，更不要空腹喝。

碳酸饮料中加入了很多糖分，但是因为加入了碳酸，而且又是冷饮，所以就不觉得很甜。据调查，含果汁50%的一瓶橘子汁（250毫升）中，糖分竟高达50克，一个角砂糖大约5克，一瓶橘子汁中就含6～10颗这样的角砂糖。如果一口气喝下去，胃就难以承受。同时，碳酸饮料中所含有的碳酸可刺激胃液的分泌，所以空腹喝了这些碳酸饮料，自然就会造成胃糜烂。因此，空腹时还是少喝碳酸饮料为妙，尤其是有胃溃疡的人更应注意，以免刺激胃液分泌。

问题 3　狼吞虎咽对肠胃健康有影响吗

狼吞虎咽的进食方式不可取，细嚼慢咽才能让食物充分消化吸收，从而降低肠胃负担，保护肠胃。

有人吃东西特别快，可谓是狼吞虎咽，结果是食物在嘴里咀嚼不完全，加重了胃的负担，容易造成胃溃疡和胃炎；另外，由于咽得太快，一些坚硬、尖锐的食物容易卡住喉咙；吃东西快还容易产生胀气的问题。细嚼慢咽能促进唾液分泌，唾液有一定杀菌及防癌功能，所以吃东西还是得细嚼慢咽。

首先，细细咀嚼能使食物与唾液充分结合，而唾液具有帮助和促进食物消化的功能，可以减轻胃的消化负担。其次，唾液中含有10多种酶、多种维生素、矿物质、有机酸和激素等。据国外学者最新研究发现，这些物质具有一种新功能——解毒防癌，其中以过氧化物酶、过氧化氢酶和维生素C的解毒功能最强。据科学家研究发现，在唾液中加入亚硝基化合物、黄曲霉素毒、苯并芘、烟油、肉类烧焦物等强致癌物，这些致癌物细胞的变异原性在30秒钟内即完全丧失。此外，对化学合成的食品添加剂的毒性，唾液也有明显的解毒功能。

唾液是食物的天然"消化剂"，又是天然的"防癌防病剂"，我们应该充分利用它，所以吃饭时一定要细嚼慢咽，让我们的唾液为我们的身体健康服务。

问题 4 面包比米饭更容易消化吗

不管是柔软可口的米饭，还是精细香甜的面包，采取正确的进食方法，并且能够被身体所消化吸收才是最好的。

我们人类生存最基本的一点就是饮食吃饭。食品在肠胃中经过消化吸收，便成了生活中的能量和动力。而掌握这一关键的肠胃一旦恶化，自然就会引发各种各样对身体有损害的疾病。

肠胃功能弱的人，因其米饭积压在胃中，便认为吃面包比米饭好一些。但其实确切地说，与各种食物停留在胃中的时间比较，面包只是停留的时间比较短，即使与菜一起吞食，面包也会比黄油、鸡蛋、牛奶等高价值营养的食品能更快速地到达胃部，因此才有以上的看法。但是，米饭当含水分量多时就会变得柔软，一旦加工成食品，就很容易为人体所吸收消化。

因此得注意，在菜中应多用些豆制品等易消化的良质蛋白质。另外需注意的是，最好不要添加太浓的调味品。也不要在吃饭时吃特别咸的菜。太拘束于米饭或面包并不必要，要补充自己身体所需的能量。

问题
5

吃剩饭对肠胃有什么影响

> 剩饭会伤害我们的肠胃，即使偶尔吃剩饭也应当采取合适的处理方式。

我们常吃的米饭所含的主要成分是淀粉，淀粉在口腔内被唾液淀粉酶水解成糊精及麦芽糖，经胃进入小肠后，被分解为葡萄糖，再由肠黏膜吸收。

淀粉在加热到 60℃ 以上时会逐渐膨胀，最终变成糊状，这个过程被称为"糊化"，人体内的消化酶比较容易将这种糊化的淀粉分子水解。但糊化的淀粉冷却后会发生"老化"，老化的淀粉分子若重新加热，即使温度很高，也不可能恢复到糊化时的分子结构，人体对这种老化淀粉的水解和消化能力都大大降低。所以，长期食用这种重新加热的剩饭容易产生消化不良甚至导致胃病。

消化功能减退的老人、婴幼儿、体弱多病者及患有肠胃疾病的人，最好不吃或少吃重新加热的剩饭。另外，含淀粉的食品最容易被金色葡萄球菌污染且很适合金色葡萄球菌生长繁殖，因此吃剩饭易引起食物中毒，轻者出现恶心、呕吐、腹痛、腹泻等症状，重者会出现剧烈腹泻、脱水，甚至出现休克。

那么，应该如何处理剩饭呢？首先应将剩饭松散开，放在通风、阴冷的地方，待温度降至室温时，放入冰箱冷藏。早上的剩饭中午吃，中午的剩饭晚上吃，尽量将饭的贮存时间缩短在 5~6 小时以内。吃剩饭前要将剩饭彻底加热，应在 100℃ 下加热 30 分钟。

还有，经热加工过的食物通常都有部分维生素流失，而且加热的温度越高、次数越多，维生素流失也就越多，所以长期吃剩菜剩饭很容易造成营养不良。

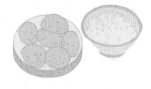

问题 6　糖对肠胃的健康有影响吗

> 当人体摄入太多糖时，身体就会受影响，而肠胃同样也会被损伤。防治肠胃病就应该尽量减少糖的摄入量。

人人都知道，人体吸收过多的糖会影响健康，但糖对肠胃也有损害这一事实知道的人可能就不太多了。糖一含入口中，口中便有涩涩的感觉，这是因为糖具有高渗透压的缘故。用糖浸渍水果，糖便通过水果细胞膜而吸尽水果的水分，然后再进入到水果中去。糖对水果的这种吸取与渗透情况，与对人体的情况非常相似，糖会把细胞内的水分吸出再进入细胞中，从而造成糖汁。人体如果吸收太多糖，就会把胃壁置于这种糖汁里，结果就使胃壁白黏黏一片。

所以吃多了糖不但对人没有好处，反而还会引起胃病。

问题 7　容易诱发胃癌的食物有哪些

> 胃癌患者有很多东西都是要忌食的，只有选择恰当的食物，才能够不让病情继续恶化。

胃癌如果早期发现的话，还有十分大的可能性治愈。但是如果是晚期，对患者的生命有很大的威胁。根据现代医学研究表明，人们患上胃癌，主要是不健康的饮食习惯造成的，而有些食物特别容易诱发胃癌，我们应当尽量少吃，最好不吃这些食物。

比如腊肉、火腿、酸菜、酱菜和咸菜等腌制食物。这些腌制食物在人们的饮食中经常出现，但其实它们含有致癌物质——亚硝胺，我们在平时应该少吃。南方常吃的熏肉、熏鱼等食品含有一种物质叫做 3，4- 苯并芘，极容易引发呼吸道癌和胃癌。熏制的时间越长，其致癌物质含量就越多。此外，焦煳的食物中也含致癌物质。

如果经常食用过烫、过硬的食物，会对胃黏膜造成伤害，从而导致癌物质侵入身体。

我们在避免食用以上食物时，也要注意自己的饮食习惯，不能暴饮暴食，要注意个人饮食卫生。要想有一个健康的身体、健康的胃，面对腌制、熏制食品的诱惑，就该勇敢地抵制。平时多注意饮食营养的搭配，不要挑食、偏食，更不要食用过烫、过硬的食物。

问题 8　什么时候吃晚餐最好

晚饭应当什么时候吃，吃什么，怎么吃成为肠胃病人关心的话题。其实晚餐吃得对、吃得健康是有规律可循的。

晚餐要真正吃得好、吃得健康也不是什么难事。

首先，晚餐少吃，具体吃多少依每个人的身体状况和个人的需要而定，以自我感觉不饿为度。晚餐千万不能吃饱，更不能过撑。晚餐的时间最好安排在晚上 6 点左右，尽量不要超过晚上 8 点，8 点之后最好不要再吃任何东西，饮水除外。并且，晚餐后 4 小

时内不要就寝，这样可使晚
上吃的食物充分消化。

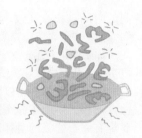

　　其次，晚餐应选择含纤
维和碳水化合物多的食物。
晚餐时应有两种以上的蔬
菜，如凉拌菠菜，既增加维
生素，又可以提供纤维；面
食可适量减少，适当吃些粗粮；可以少量吃一些鱼。

　　最后，晚上尽量不要吃水果、甜点、油炸食
物，尽量不要喝酒。不少人有晚餐时喝酒的习惯，
这种习惯并不利于健康，过多的酒精在夜间会阻
碍新陈代谢，因酒精的刺激胃得不到休息，会导
致睡眠不好。

　　需要特别注意的是，晚餐不要食用含钙高的食
物，如虾皮、带骨小鱼等，以免引发尿道结石。

 问题 9 **不吃早餐对肠胃有什么影响**

　　早餐要吃好，不吃早餐的人群中，肠胃病的发生
率很高。为了预防肠胃病的发生，一定要吃早餐。

　　人经过一夜睡眠，到早晨时肠内食物早已消化殆
尽，急需补充，如果不吃早餐必会使消化系统的生物

节律发生改变，肠胃蠕动及消化液的分泌发生变化。消化液没有得到食物的中和，就会对肠胃黏膜产生不良的刺激，引起胃炎，严重者可引发消化性溃疡。还有，如果早餐吃不好，午餐必然饭量大增，就会造成肠胃道负担过重，导致胃溃疡、胃炎、消化不良等疾病发生。有胃病的人一定要注意早餐的质量和用餐方法，以利于胃的保养和康复。

从中医角度看，要想护好胃，吃早餐时应该注意以下两点：

①早餐要吃热。吃热食能保护胃气。中医说的胃气，其实是广义的，并不单指胃，还包含了脾胃的消化吸收能力、后天的免疫力、肌肉的功能等。早晨，人体的肌肉、神经及血管都还处于收缩的状态，假如这时候你再吃冰冷的食物，就会使体内各个系统更加挛缩、血流更加不顺，天长日久你就会发现怎么也吸收不到食物的精华，好像老是吃不饱，或是大便老是稀稀的，或是皮肤越来越差，或是喉咙老是隐隐有痰不清爽，时常感冒，小毛病不断，这就是伤了胃气、伤了身体抵抗力的缘故。

②早餐搭配要合理。"合理"指的是富含水分和营养。早餐应该吃热稀饭、热燕麦片、热羊乳、热豆花、热豆浆、芝麻糊、山药粥等，再配着吃些蔬菜、面包、三明治、水果、点心等。

牛奶容易生痰、容易过敏，不适合气管、肠胃、皮肤差的人及潮湿气候地区的人饮用。谷类食品在体内能很快分解成葡萄糖，可补充一夜后可能产生的低血糖，并可提高大脑的活力及人体对牛奶、豆浆中营养素的利用率。适量的鸡蛋、豆制品、瘦肉、花生等，不但可使食物在胃里停留较久，还能使人精力充沛。水果和蔬菜不仅补充了水溶性维生素和纤维素，还可以中和肉、蛋、谷类等食品在体内氧化后生成的酸根，让身体达到酸碱平衡。

问题 10　吃太烫的东西对肠胃有什么影响

> 太烫的饭菜由于温度很高而不宜进食，经常吃太烫的食物容易引起胃炎。

在严寒的冬天，有些人习惯一面对烫的食物吹气，一面匆匆忙忙地吞进去，这跟德国人的饮食方式有极大的差异。德国人的晚餐是把黄面包切成薄片，中间夹上肉片及腊肠，一面用刀叉切碎一面吃，还附些萝卜干、干酪、生菜等，全都是冷的食物。

德国的冬天也很寒冷，但因为德国人吸取了大量的蛋白质，而蛋白质的特殊作用就在于使身体产生热量。所以，在冬天也不用吃烫的食物来防寒。

在人体的各种器官中，以口的耐热度最高。烫得连手都不敢碰的开水照样能慢吞吞地喝下去。倘若人跳入 80℃ 的热水中，全身都会被烫伤，但将 80℃ 的热水喝入口里，口腔却安然无事。喜欢烫的刺激并不是好现象，因为很容易引起食道与胃部的炎症，患上食道癌的人大多喜欢喝热汤。当然，话虽这么说，但我们也不必太紧张，只要平时养成不吃太烫的食物的习惯就行了。

烫食使口腔黏膜充血，损伤黏膜造成溃疡；烫食对牙齿也有害处，易造成牙龈溃烂和过敏性牙病；太烫的食物还会损伤食道黏膜，刺激黏膜增生，留下的瘢痕和炎症还可能引起恶性病变。很多肿瘤学专家的研究都表明，癌症实际上就是在慢性炎症的基础上发展起来的。

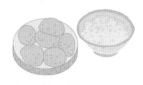

问题 11　就寝前吃东西对肠胃有什么影响

当身体进入睡眠状态，也请让你的肠胃休息休息或是给它一些合适的食物以免伤害。

一般的保健书上都写着，就寝前不妨放心吃东西，吃夜宵绝不会妨碍胃的健康，也不会引起消化不良。此说的根据是，婴儿饿了就会醒，只要喝完奶，又舒舒服服地睡着了；蛇吃完猎获物时就睡着不动。但是，婴儿及蛇的胃跟我们成人的不同，婴儿的胃里有一种特殊的酶素，这种酶素可以消化牛奶，且胃液呈弱酸性。成人在就寝前吃东西（牛奶除外），会使食物的消化受影响。因为在睡眠中胃液分泌会下降，故不能促进胃的活动，如果吃些不易消化的食物，到次日清晨食物仍然会留在胃里，以致影响早餐的食欲，继而造成不规则的饮食习惯。

话虽如此，但在深夜饥饿会使人辗转难眠，肚子里一旦空空如也，这个信号会立刻传到脑中枢去，然后便会睡不着觉。虽然如此，但也不表示在就寝之前可以放心吃东西。在这种情况下，只要像婴儿一样喝些牛奶（温牛奶）就行了。牛奶有"满腹"的感觉却不会增加胃的负担，喝开水也无妨，肚里唱"空城计"就是胃液分泌的证据，水分可以冲淡胃液，所以能够缓和饥饿感。如果这样仍嫌不够，不妨吃些容易消化的饼干。高级饼干的糖分能够提高血液中的血糖，压抑脑的兴奋，故能令人安然入睡。

第五章

52种呵护肠胃的有效食材

人类可以进食的食物多种多样，各种呵护肠胃的食材，肉类、蔬菜类、水果类、种类繁多，营养丰富，让你在日常饮食中全面调养肠胃，恢复健康。

田鸡

田鸡能够健胃养脾、清热解毒、延缓机体衰老。

　　又称蛙、水鸡、坐鱼，包括普通青蛙、牛蛙等，属脊椎动物门，两栖纲，蛙纲科。因其肉质细嫩胜似鸡肉，故而称田鸡。田鸡外形似青蛙，但头部宽扁，略呈三角形。吻端钝圆而宽，略突出于下颌，吻棱较明显，鼓

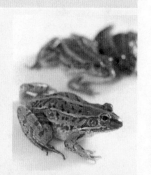

膜处有牛角形黑痣。体较短宽，背部黄褐色或深棕色，有"八"字形黑斑。体侧灰色，有少数分散的疣粒。雄蛙腹面乳白色，雌蛙为红黄色，带有橘红色斑点。前肢较粗短，后肢发达，关节灵活，指趾端无吸盘和横沟，四肢背面有黑色横纹，善跳跃。

对肠胃病患者的作用

　　田鸡有健脾养胃的功效，对肠胃病患者有很好的疗效。

营养与功效

性味凉、咸。其肉质细嫩、脂肪少、糖分低、蛋白质含量高，具有清热解毒、消肿止痛的功效。民间认为田鸡是大补元气、治脾虚的营养食品，适合于精力不足、低蛋白血症和各种阴虚症状。田鸡含有丰富的钙和磷，对青少年的生长发育和更年期骨质疏松都十分有益。对于患有心性水肿或肾性水肿的人来说，用田鸡食疗，有较好的利水消肿的功效。田鸡中含有锌、硒等微量元素，并含有维生素E等抗氧化物，能延缓机体衰老、润泽肌肤，并有防癌、抗癌的功效。

田鸡油营养丰富。具有补虚、强精、退热的功能，用于体虚乏力、神经衰弱、精力不足、肺虚咳嗽、久病失调、产后虚弱、气血亏损、眩晕失眠、记忆减退等疾病。

营养师健康提示

田鸡肉中易有寄生虫卵，因此加热一定要使肉熟透。

因它们是有益的动物，而且现在也有了专供食用的养殖田鸡，故建议大家还是不要食用野生的田鸡了。

选购

最好选用活的田鸡。

适用量

每次 40 克左右。

总热量

93 千卡（每 100 克可食部分）。

田鸡营养成分（每 100 克可食用部分）

名称	含量	名称	含量
蛋白质	20.5 克	膳食纤维	–
脂肪	1.2 克	钙	127 毫克
碳水化合物	–	镁	20 毫克
胆固醇	40 毫克	铁	1.5 毫克
维生素 A	7 微克	锰	0.4 毫克
维生素 B_1	26 毫克	锌	1.15 毫克
维生素 B_2	28 毫克	铜	0.5 毫克
维生素 C	–	钾	280 毫克
维生素 E	0.55 毫克	磷	200 毫克
胡萝卜素	1 微克	钠	11.8 毫克
烟酸	9 毫克	硒	16.1 微克

呵护肠胃肉类

狗肉

狗肉具有补益气血、补脾养胃的功效，是隆冬的滋补品。

随着人们生活水平的提高，狗肉对人们的吸引力越来越大，过去不上席的狗肉，如今以成为膳食中的稀世珍品，餐桌上的时尚佳肴。俗话说"寒冬至，狗肉肥"，寒冬正是吃狗肉的好时节。狗肉味道醇厚，芳香四溢。有的

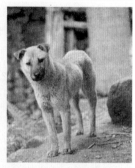

地方也叫作香肉，它与羊肉都是冬令进补的佳品。

对肠胃病患者的作用

狗肉性温味酸咸，与牛肉营养近似，能温肾助阳、补脾养胃，是隆冬时节的滋补品，可治脾胃虚弱、腹胀冷痛等症状。

营养与功效

狗肉味甘、咸、酸、性温，具有补中益气，温肾助阳之功。狗肉能滋补血气，专走脾肾二经而瞬时暖胃祛寒、补肾壮阳，服之能使气血溢沛、百脉

沸腾。故此，中医历来认为狗肉是一味良好的中药，有补肾、益精、温补、壮阳等功用。现代医学研究证明，狗肉中含有少量稀有元素，对治疗心脑缺血性疾病，调整高血压有一定益处。狗肉还可用于体虚者的虚弱症，如尿溺不尽、四肢厥冷、精神不振等。用狗肉加辣红烧，冬天常食，可使体寒者增强抗寒能力。

狗肉所含有的蛋白质量高质优，对增强机体抗病力、细胞活力及器官功能有明显作用，食用狗肉可增强体魄，提高消化能力，促进血液循环、改善性功能。

典籍记载

《普济方》说狗肉"久病大虚者，服之轻身，益力量"。

《本草纲目》中记载，狗肉有"安五脏、轻身益气、益肾补胃。热腰膝、壮力量、补五劳七伤、补血脉"等功能。

营养师健康提示

一般人都可以食用。非虚寒性疾病、脑血管病、心脏病、高血压病、中风后遗症患者都不宜食用。狗肉性温，夏季不宜食用；体热者，患感冒、咳嗽、发热、腹泻和阴虚火旺者、脑血管病人，大病初愈者都不宜食用狗肉。另外，食狗肉后易口干，喝米汤可改善。

选购

色泽鲜红、发亮且水分充足的狗肉为新鲜狗肉。颜色发黑、发紫及肉质变干的为变质狗肉。肌肉中藏有血块、包块等异物的极可能是病狗的肉。

适用量

每次100克。

总热量

116千卡（每100克可食部分）。

狗肉营养成分（每100克可食用部分）

名称	含量	名称	含量
脂肪	4.6克	膳食纤维	－
蛋白质	16.8克	胆固醇	62毫克
碳水化合物	1.8克	钙	52毫克
维生素A	12微克	铁	2.9毫克
维生素C	－	磷	107毫克
维生素E	1.4毫克	钾	140毫克
维生素B$_1$	0.34毫克	钠	47.4毫克
维生素B$_2$	0.2毫克	铜	0.14毫克
磷	76微克	镁	14毫克
胡萝卜素	0.8微克	硒	14.75微克
烟酸	3.5毫克	锰	0.13毫克

呵护肠胃肉类

羊肉

羊肉可以开胃强体、抵抗肺病，促进脂肪与胆固醇代谢。

羊肉是我国三大家畜肉类之一，分山羊、绵羊两种，一般绵羊肉质鲜嫩，较为好吃。羊肉也是全国食用范围最广、烹饪方法最具特色的肉类之一。冬季食用，有进补和防寒的双重效果。羊肉较牛肉肉质细嫩，较猪肉和牛肉的脂肪、胆固醇含量少。

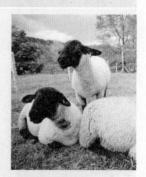

对肠胃病患者的作用

羊肉有温中祛寒、补气益血、开胃强体的功效，用于治疗虚劳羸瘦、腰膝酸软等症状。

营养与功效

羊肉性味甘温，具有益气血、补虚损、温元阳、御风寒、滋补强壮的功效，对五劳七伤、体质虚弱、阳虚怕冷、手足欠温均具有良好的疗效。现代研究发现，羊肉含有丰富的蛋白质、脂肪、碳水化合物、灰分、钙、磷、硫胺素、核黄素、烟酸和丰富的左旋肉碱等，是左旋肉碱的最佳来源，有助于脂肪和胆固醇的代谢。羊肉抗肺病能力特强，适合慢性肺病、咳喘、肺结核、肺气肿、气管炎、肺不张等肺气虚弱者食用。

羊肉肉质细嫩，含有大量的蛋白质和丰富的维生素。羊的脂肪溶点为47℃，因人的体温为37℃，即使多吃也不会发胖。羊肉容易被消化，多吃羊肉能提高身体素质，提高抗疾病能力，而不会有其他副作用，所以现在人们常说："要想长寿，常吃羊肉。"

《本草纲目》中记载，羊肉乃食疗药材，有驱寒、润肝养颜、补脾健胃之功效。

营养师健康提示

羊肉不宜与醋同用，因为羊肉性热，功能是益气补虚，而醋中含蛋白质、糖、维生素、醋酸及多种有机酸，性温，宜与寒性食物搭配，与热性的羊肉不适宜。因此，吃羊肉时要搭配凉性和甘平性的蔬菜，能起到清凉、解毒、去火的作用。

夏秋季节气候热燥、不宜吃羊肉。羊肉属大热之品，凡有发热、牙痛、口舌生疮、咳吐黄痰等上火症状者都不宜食用。患有肝病、高血压、急性肠炎或其他感染性疾病患者以及处于发热期间的人都不宜食用。

选购

绵羊肉比较细嫩，膻味较小；山羊肉相对粗糙，膻味也较重。新鲜羊肉肉色红而均匀，有光泽，肉质坚而细，有弹性，不黏手，无其他异味。

适用量

每餐 50 克。

总热量

118 千卡（每 100 克可食部分）。

羊肉营养成分（每 100 克可用部分）

名称	含量	名称	含量
脂肪	3.9 克	膳食纤维	—
蛋白质	20.5 克	钙	9 毫克
碳水化合物	0.2 克	铁	3.9 毫克
维生素 A	11 微克	磷	196 毫克
维生素 B₁	0.15 毫克	钾	403 毫克
维生素 B₂	0.16 毫克	钠	69.4 毫克
维生素 PP	5.2 毫克	铜	0.12 毫克
维生素 C	—	镁	22 毫克
维生素 E	0.31 毫克	锌	6.06 毫克
胡萝卜素	—	硒	7.18 微克
视黄醇	11 微克	锰	0.03 毫克

呵护肠胃肉类

鸭肉

鸭肉是养胃补肾、消水肿的肠胃病患者理想肉食。

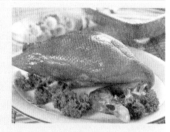

鸭为鸟纲雁形目鸭科河鸭属。世界各地普遍饲养。鸭肉又名为鹜肉、白鸭肉。在我国，鸭肉是比较常见的肉类，鸭的品种很多，有黄鸭、白鸭、青鸭之分。民间传说，鸭是肺结核病人的"圣药"。据报道，法国西部的加斯科尼人很少患心脏病，原因可能是他们惯用鸭油做菜。

对肠胃病患者的作用

鸭肉性味甘、寒，入肺、胃、肾经，有滋补、养胃补肾、除痨热、消水肿、止热痢、止渴化痰的作用。

营养与功效

鸭肉中的脂肪酸熔点低，易于消化，所含B族维生素和维生素E较其他肉类多，能有效抵抗脚气病、神经炎和多种炎症，还能够抗衰老。

鸭肉中含有丰富的烟酸，而烟酸是构成人体内两种重要酶的成分之一，对心肌梗死等心脏病患者有保护作用。

鸭肉适用于营养不良、水肿等症，适宜有内热内火之人，特别是有低热、虚弱、食少、大便干、盗汗、遗精、咽干口渴者食用。鸭的营养价值很高，鸭肉中的蛋白质含量为16%~25%，比畜肉含量高得多。鸭肉蛋白质主要是肌浆蛋白和肌凝蛋白。另一部分是间质蛋白，其中含有溶于水的胶原蛋白和弹性蛋白，此外还有少量的明胶，其余为非蛋白氮。肉食含氮浸出物越多，味道越鲜美。鸭肉中含氮浸出物比畜类多，所以鸭肉鲜美。老鸭肉的含氮浸出物较幼鸭肉多，野鸭肉含氮浸出物更多，因此，老鸭汤比幼鸭汤更鲜美，野鸭滋味更比老鸭好。

营养师健康提示

鸭肉适宜于体热，"上火"、虚弱、食少、便秘、水肿、心脏病、癌症患者和放疗、化疗后的病人。

鸭肉因性寒，患有腹部冷痛、腹泻清稀、腰痛、经痛等病的人，不食用为好。另外，多食鸭肉，会有滞气、腹胀等弊病，千万不能暴食。

烹调时加入少量的盐，鸭肉汤会更鲜美；忌与核桃、甲鱼、木耳和荞麦同食。

选购

　　品种不同的鸭功效不同。青头雄鸭能治水、利小便，适合妊娠水肿者；乌骨白鸭养胃、补肾，适合虚劳热毒者。要选购肌肉新鲜，脂肪有光泽的鸭肉。

适用量

　　每次80克。

总热量

　　240千卡（每100克可食部分）。

鸭肉营养成分（每100克可食用部分）

名称	含量	名称	含量
脂肪	19.7 克	膳食纤维	—
蛋白质	15.5 克	钙	6 毫克
碳水化合物	0.2 克	铁	2.2 毫克
维生素 A	50 微克	磷	122 毫克
维生素 B$_1$	0.08 毫克	钾	191 毫克
维生素 B$_2$	0.22 毫克	钠	69.0 毫克
维生素 PP	4.2 毫克	铜	0.21 毫克
维生素 C	—	镁	14 毫克
维生素 E	0.27 毫克	锌	1.33 毫克
胡萝卜素	—	硒	12.25 微克
视黄醇	52 微克	锰	0.06 毫克

呵护肠胃肉类

兔肉

兔肉补中益气、凉血解毒，
能够治疗肠胃热、便血便秘。

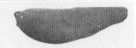

民谚云：飞禽莫如鸽，走兽莫如兔。兔肉营养丰富、肉质细嫩、味道鲜美、易于消化，不但蛋白质含量高，而且所含的赖氨酸与色氨酸也比其他肉类高，其磷脂含量高、胆固醇含量低，能健脑，食后不易肥胖，所以深受人们的喜爱。目前我国的家兔品种主要是中国白兔、日本大耳白兔、青紫蓝兔、新西兰兔等。家兔的养殖以千家万户散养为主。我国兔肉的加工由 20 世纪 50 年代的几百吨发展到 90 年代的几万吨，居世界兔肉贸易量的首位。

对肠胃病患者的作用

兔肉性凉味甘，有补中益气、凉血解毒的功效，主要治疗脾虚气弱、营养不良、体倦乏力及胃肠有热、便血便秘等症状。

营养与功效

兔肉营养丰富，备受人们喜爱。据现代营养学分析：兔肉含蛋白质达21.5%，高于猪肉、牛肉、鸡肉、羊肉，并且为完全蛋白质，其肌纤维细腻疏松，结缔组织少，水分较多，肉质细嫩，人体对它的消化率可达85%，居各种畜禽肉类之首。兔肉含脂肪仅为3.8%，低于猪肉、羊肉、牛肉；其胆固醇含量也低于其他所有肉类，而卵磷脂的含量则较多，有较强的抑制血小板凝聚的作用，可阻止血栓形成，保护血管壁，从而起到预防动脉硬化的作用。此外，兔肉还含有比其他动物肉都多的麦芽糖、葡萄糖和硫、钾、磷、钠等矿物，以及磷脂和多种维生素等。吃兔肉既能增强体质，又不会使人发胖，还可以预防因肥胖而导致的糖尿病等症。兔肉还被誉为美容肉，因为吃兔肉会使皮肤细腻柔嫩、富有弹性，还能使身材保持苗条。

营养师健康提示

兔肉是肥胖症、慢性胃炎、胃与十二指肠溃疡、结肠炎等患者比较理想的肉食。但是兔肉不宜与芹菜同食，否则易伤头发。

选购

优质鲜兔肉肌肉有光泽、红色、色泽均匀，脂肪洁白或黄色；劣质兔肉肌肉色泽稍暗，用刀切开的截面尚有光泽，脂肪则缺乏光泽。

适用量

每次约80克。

总热量

102千卡（每100克可食部分）。

兔肉营养成分（每100克可食用部分）

名称	含量	名称	含量
脂肪	2.2 克	叶酸	–
蛋白质	19.7 克	泛酸	
碳水化合物	0.9 克	烟酸	5.8 毫克
维生素 A	212 微克	胆固醇	130 毫克
维生素 B₁	0.11 毫克	膳食纤维	–
维生素 B₂	0.1 毫克	钙	12 毫克
维生素 B₆	–	铁	2 毫克
维生素 B₁₂	2.68 微克	磷	165 毫克
维生素 C	–	钾	284 毫克
维生素 D	188 微克	钠	45.1 毫克
维生素 E	0.42 毫克	铜	0.12 毫克
生物素	6 微克	镁	15 毫克
维生素 P	–	锌	1.3 毫克
维生素 K		硒	10.9 微克

呵护肠胃肉类

鸡肉

鸡肉健脾胃、活血脉，对肠
胃病与虚弱症有疗效。

鸡肉的蛋白质中富含全部必需氨基酸，其含量与蛋、乳中的氨基酸谱极为相似，为优质的蛋白质来源。去皮鸡肉和其他肉类相比较，具有低热量的特点。鸡肉的脂类物质和牛肉、猪肉比较，不仅含量更低，还含有较多

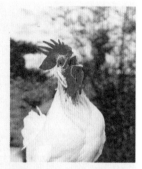

的油酸（单不饱和脂肪酸）和亚油酸（多不饱和脂肪酸），能够降低对人体健康不利的低密度脂蛋白胆固醇。此外，鸡肉也是磷、铁、铜与锌的良好来源，并且富含维生素 B_6、维生素 A、维生素 D、维生素 K 等。

对肠胃病患者的作用

中医认为，鸡肉有温中益气、补虚填精、健脾胃、活血脉、强筋骨的功效。鸡肉对营养不良、畏寒怕冷、乏力疲劳、月经不调、贫血、虚弱等症有很好的食疗作用。

营养与功效

鸡肉中蛋白质的含量较高，氨基酸种类多，而且消化率高，很容易被人体吸收利用，有增强体力、强壮身体的作用。胸脯肉中含有较多的 B 族维生素，具有消除疲劳、保护皮肤的作用；大腿肉中含有较多的铁质，可改善缺铁性贫血；翅膀肉中含有丰富的骨胶原蛋白，具有强化血管、肌肉、肌腱的功能。鸡肉中含有对人体生长发育有重要作用的磷脂。

鸡肉适宜于营养不良、畏寒怕冷、乏力疲劳、月经不调及贫血症患者。

营养师健康提示

鸡肉的营养价值高于鸡汤，所以不要只喝鸡汤而不吃鸡肉；鸡屁股是淋巴最集中的地方，也是储存细菌、病毒和致癌物的仓库，应舍弃；痛风症病人不宜喝鸡汤，因鸡汤中含有很高的嘌呤，会加重病情。

动脉硬化、冠心病和高血脂患者忌饮鸡汤；感冒伴有头痛、乏力、发热的人忌食鸡肉、鸡汤。

选购

体态雄壮、皮薄肉细、羽毛蛋黄、嘴角黄色、冠前部为单冠，冠后面岔开如鱼尾状的鸡为优良品种。新鲜的鸡眼球饱满，表皮有光泽，不粘手，用手指按压后能迅速恢复原样。

适用量

每日进食 100 ~ 150 克。

总热量

167 千卡（每 100 克可食部分）。

鸡肉营养成分（每 100 克可食用部分）

名称	含量	名称	含量
蛋白质	19.3 克	维生素 C	–
脂肪	9.4 克	维生素 E	0.67 毫克
碳水化合物	1.3 克	钙	9 毫克
胆固醇	106 毫克	磷	156 毫克
膳食纤维	–	钾	251 毫克
维生素 A	48 微克	钠	63.3 毫克
胡萝卜素	–	镁	19 毫克
维生素 B_1	0.05 毫克	铁	1.4 毫克
维生素 B_2	0.09 毫克	锌	1.09 毫克
烟酸	5.6 微克	硒	11.75 微克
维生素 C	–	铜	0.07 毫克
维生素 E	0.67 毫克	锰	0.05 毫克

呵护肠胃肉类

猪肚

猪肚有补益脾胃的功效，用于脾虚腹泻、虚劳瘦弱。

又名猪胃。猪肚是猪内脏中含胆固醇最低的部位，味道特别，深受人们喜爱。

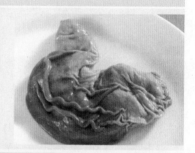

对肠胃病患者的作用

中医认为，猪肚气味甘、微温，有补益脾胃之功效，多用于脾虚腹泻、虚劳瘦弱、消渴。

营养与功效

性味甘，微温，入脾、胃经。补虚损，健脾胃。

猪肚适宜虚劳瘦弱者食用；适宜脾胃虚弱、食欲不振、泄泻下痢者食用；适宜中气不足、气虚下陷、男子遗精、女子带下者食用；适宜体虚之人小便颇多者食用；适宜小儿疳积者食用。猪肚含有蛋白质、脂肪、矿物质类等物质成分，具有补虚损，健脾胃的功效。

选购

新鲜猪肚呈白色略带浅黄色，质地坚挺厚实，有光泽，有弹性，黏液较多，其内部无硬块、硬粒。

清洗

猪肚黏液很多。如光用水洗是洗不干净的。清洗之前，在猪肚顶部直切一小口，将肚身翻转，用盐擦匀肚身，再用冷水清洗黏液，然后放入沸水泡至肚苔发白，最后用小刀刮去黏液及白苔，再用清水洗净便成。

烹饪方法

可用爆、炒、烧、卤、凉拌、蒸、煲、炖等。

烹饪特别提示

猪肚煮熟后，切成长块，放入碗内，加上一些汤，放锅里蒸，长块的猪肚便会加厚一倍。不过，千万不要放盐，否则就会像牛筋一样硬了。

营养小叮咛

根据清代食医王孟英的经验，怀孕妇女若胎气不足，或屡患半产以及娩后虚赢者，用猪肚煨煮烂熟如糜，频频服食，最为适宜。若同火腿一并煨食，尤补。

适用量

每次50克。

总热量

110 千卡（每 100 克可食部分）。

猪肚营养成分（每 100 克可食用部分）

名称	含量	名称	含量
蛋白质	15.2 克	膳食纤维	–
脂肪	5.1 克	钙	11 毫克
碳水化合物	0.7 克	铁	2.4 毫克
维生素 A	3 微克	磷	124 毫克
维生素 B_1	0.07 毫克	钾	171 毫克
维生素 B_2	0.16 毫克	钠	75.1 毫克
维生素 PP	3.7 毫克	铜	0.10 毫克
维生素 C	–	镁	12 毫克
维生素 E	0.32 毫克	锌	1.92 毫克
胡萝卜素	–	硒	12.76 毫克
视黄醇	78.2 微克	锰	0.12 毫克

呵护肠胃水产类

鲢鱼

鲢鱼有暖胃、补气、泽肤的作用。

又名白鲢、跳鲢、鲢子鱼等。属鲤科、鲢亚科，我国四大家鱼之一。分布很广，我国自南到北都能生长。生活在各地的江河、湖泊及池塘的中上层水域，以湖南、湖北产的最好，四季均产，以冬季产的最好。头小形扁，吻钝圆，细鳞，腹肥色白，背部青灰色，体形侧扁，背部青灰色，两侧及腹部白色。眼睛位置很低，鳞片细小，鲢鱼性急躁，善跳跃。生活在水体的中上层。

对肠胃病患者的作用

鲢鱼有暖胃、补气、泽肤的作用，有温中补气、滋补肌肤之功效，是脾胃虚寒的养生佳品。

营养与功效

鲢鱼为发物食品，凡患有痈疖疮、无名肿毒、瘙痒性皮肤病、红斑性狼疮以及癌症、哮喘、淋巴结核等痼疾风疾者，皆不宜食用。

鲢鱼能提供丰富的胶质蛋白，既能健身，又

能美容，是女性滋养肌肤的理想食品。它对皮肤粗糙、脱屑、头发干脆易脱落等症均有疗效，是女性美容不可忽视的佳肴。为温中补气、暖胃、泽肌肤的养生食品，适用于脾胃虚寒体质、溏便、皮肤干燥者，也可用于脾胃气虚所致的乳少等症。

营养师健康提示

性味甘、温，入脾、胃经。健脾、利水、温胃、益气、通乳、化湿，具温中益气、润泽皮肤之功效。近年来，鲢鱼作为四大家鱼中最便宜的一种，鲢鱼含有丰富的营养物质，含多种氨基酸及维生素 B_1、维生素 B_2、维生素 A 等。鲢鱼能温中益气、润泽皮肤，对脾胃虚寒、体虚头昏、食少乏力等有一定疗效。

鲢鱼适用于烧、炖、清蒸、油浸等烹调方法，尤以清蒸、油浸最能体现出鲢鱼清淡、鲜香的特点。

清洗鲢鱼的时候，要将鱼肝清除掉，因为其中含有毒质。

烹饪特别提示

将鱼去鳞剖腹洗净后，放入盆中倒一些黄酒，就能除去鱼的腥味，并能使鱼滋味格外鲜美。

鲜鱼剖开洗净，在牛奶中泡一会儿既可除腥，又能增加鲜味。

吃过鱼后，口里有味时，嚼上三五片茶叶，立刻口气清新。

选购

最好购买活的、新鲜的鲢鱼。

适用量

每次100克。

总热量

104千卡（每100克可食部分）。

鲢鱼营养成分（每100克可食用部分）

名称	含量	名称	含量
脂肪	3.6克	膳食纤维	–
蛋白质	17.8克	钙	53毫克
碳水化合物	–	铁	1.4毫克
维生素A	20微克	磷	190毫克
维生素B$_1$	0.03毫克	钾	277毫克
维生素B$_2$	0.07毫克	钠	57.5毫克
维生素PP	2.5毫克	铜	0.06毫克
维生素C	–	镁	23毫克
维生素E	1.23毫克	锌	1.17毫克
胡萝卜素	–	硒	15.68毫克
灰分	1.2克	锰	0.09毫克

呵护肠胃水产类

鲫鱼

鲫鱼健脾温中、清热解毒，治疗脾胃虚弱。

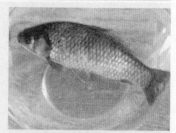

鲫鱼属鲤形目、鲤科、鲫属的一种。身体似鲤，但体较扁而高；头小，眼大，无须；下咽齿一行，侧扁；背鳍基部较长，背鳍、臀鳍均具有带锯齿的粗大硬刺，为广布、广适性的鱼类，遍及亚洲东部寒温带至亚热带的江河、湖泊、水库、池塘、稻田和水渠等水体，以水草丛生的浅水湖和池塘为多。鲫鱼对生态环境具有很强的适应能力，能耐低氧、冷寒，不论浅水、深水、流水、静水、清水、浊水甚至污水都能适应生长。

对肠胃病患者的作用

鲫鱼性温味甘，具有健脾温中、清热解毒等功效，能治食欲不振、消化不良、恶心呕吐等症。鲫鱼有健脾利湿、中和开胃、活血通络、温中下气的功效，对于脾胃虚弱者有很好的疗效。

营养与功效

糖尿病患者通常体质虚弱、脾胃功能不佳，而鲫鱼可补阴血、通血脉、补体虚，还有益气健脾、利水消肿、清热解毒、祛风湿病痛之功效。鲫鱼肉中富含极高的蛋白质，而且易于被人体所吸收，氨基酸含量也很高，多食不会增加肾脏负担，所以对降低胆固醇和血液黏稠度、预防糖尿病导致的心脑血管疾病具有明显的作用。

鲫鱼所含有的蛋白质质优、齐全，易于消化吸收，是肝肾疾病、心脑血管疾病患者的良好蛋白质来源，常食可以增强抗病能力，对于水肿、溃疡、气管炎、哮喘有很好的滋补食疗作用。产后妇女炖食鲫鱼汤，可补虚通乳。

鲫鱼子能够补肝养目，鲫鱼脑有健脑益智作用。

营养师健康提示

一般人均可食用，尤其适合糖尿病患者及体虚者食用。

鲫鱼宜清蒸或煮汤，煎炸则功效大打折扣，冬令时节食之最佳。鲫鱼与豆腐搭配炖汤营养最佳，忌与荠菜、猪肝同食。

选购

要选择无腥臭味、鳞片完整的鲫鱼。

适用量

每餐约 50 克。

总热量

108 千卡（每 100 克可食部分）。

鲫鱼营养成分（每 100 克可食用部分）

名称	含量	名称	含量
脂肪	1.3 克	叶酸	14 微克
蛋白质	17.4 克	泛酸	0.69 毫克
碳水化合物	61.6 克	烟酸	2.5 毫克
维生素 A	32 微克	胆固醇	130 毫克
维生素 B_1	0.04 毫克	膳食纤维	–
维生素 B_2	0.07 毫克	钙	79 毫克
维生素 B_6	0.11 毫克	铁	1.2 毫克
维生素 B_{12}	5.5 微克	磷	193 毫克
维生素 C	1 毫克	钾	290 毫克
维生素 D	4 微克	钠	70.8 毫克
维生素 E	0.68 毫克	铜	0.08 毫克
维生素 P	–	镁	41 毫克
维生素 K	–	锌	2.75 毫克
胡萝卜素	–	硒	14.3 微克

呵护肠胃水产类

甲鱼

甲鱼滋阴养血、强体补血，可治疗慢性萎缩性胃炎。

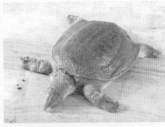

　　又叫水鱼，是我国传统的名贵水产品，自古以来，就以美味滋补闻名于世，深受我国人民的喜爱。甲鱼肉味鲜美，是一种高蛋白、低脂肪、营养丰富的高级滋补食品。具有极高的营养价值。甲鱼甲壳周围的结缔组织称"裙边"，是营养滋补最佳的部分。

对肠胃病患者的作用

　　甲鱼性平味甘，具有滋阴养血、强体补虚的功效，常用于治疗慢性萎缩性胃炎、肠上皮化生等。

营养与功效

　　甲鱼含有丰富的蛋白质，其蛋白质中含有一般食物中很少有的蛋氨酸。甲鱼含有易于吸收的血铁；还含有天然形态的对铁的吸收有重要作用的维生素 B_{12}、叶酸、维生素 B_6 等；还含有许多对人的生长和激素代谢有重要作用的磷、脂肪、碳水化合物等营养成分。甲鱼肉含有一种类似甘碳戊烯酸的物质，常吃可以降低血胆固醇，对高血压、冠心病患者大有裨益。

甲鱼肉及其提取物能够有效预防和抑制肝癌、胃癌、急性淋巴性白血病，并用于防治因放疗、化疗引起的虚弱、贫血、白细胞减少等症。

甲鱼能够"补劳伤，壮阳气，大补阴之不足"，可辅助治疗肺结核、贫血、体质虚弱等病患。

营养师健康提示

死甲鱼放久后再食用会引起人体中毒。脾虚、胃口不好、孕妇及产后泄泻的人均不宜食用甲鱼，以防食后肠胃不适；患慢性胃炎、肾功能不全、肝炎、肝硬化的病人都不宜吃甲鱼及其制剂，以免诱发肝性脑病。

甲鱼不宜与鸡蛋及苋菜同食，煎煮过的甲鱼无药用价值，生甲鱼血与胆汁配酒会使饮用者中毒或罹患严重贫血病。

甲鱼适合身体虚弱者食用，但肝炎患者食用会加重肝脏负担，严重时会诱发肝性脑病。肠胃功能虚弱、消化不良、肠胃炎、胃溃疡、胆囊炎患者慎食；失眠者、孕妇及产后泄泻者勿食。

选购

新鲜甲鱼的腹甲是乳白色的，如果腹甲颜色

变成褐红或浅红色，甚至变绿变黑，说明甲鱼已不新鲜，不是已经死掉，就是被蚊虫咬过，甲鱼的蛋白质已经变质，故不能食用。一定要购买鲜活甲鱼，现宰现吃。

适用量

每次约 50 克。

总热量

118 千卡（每 100 克可食部分）。

甲鱼营养成分（每 100 克可食用部分）

名称	含量	名称	含量
脂肪	4.3 克	膳食纤维	—
蛋白质	17.8 克	钙	70 毫克
碳水化合物	2.1 克	铁	2.8 毫克
维生素 A	138 微克	磷	114 毫克
维生素 B$_1$	0.07 毫克	钾	196 毫克
维生素 B$_2$	0.14 毫克	钠	96.9 毫克
维生素 PP	3.3 毫克	铜	0.12 毫克
维生素 C	—	镁	15 毫克
维生素 E	1.88 毫克	锌	2.31 毫克
胡萝卜素	—	硒	15.19 微克
灰分	0.8 克	锰	0.05 毫克

呵护肠胃水产类

海带

海带是一种润肠、清肠通便的肠胃病患者理想食品。

又名海草、昆布、江白菜，属褐藻门，海带科。特种海产蔬菜，是一种经济价值很高咸寒无毒的海洋产品，是一种大型食用海藻，在我国沿海诸省均有栽植。海带是海岸植物中个体较大，质柔味美，营养价值和经济价值较高的一种海藻。海带还是人们补充营养的优良食品，不仅含碘量高达 0.2% ～ 0.4%，可作为药用。

对肠胃病患者的作用

海带中的食物纤维褐藻酸，能够调节肠胃，促进胆固醇的排泄，控制胆固醇的吸收。

海带性寒而滑，具有润肠、清肠通便作用，热性便秘者食之有辅助通便的功效。

营养与功效

海带性凉而滑润，脾胃虚寒者慎食。吃海带后不应立即喝茶，也不宜马上吃葡萄、山楂等酸味水果，以免影响对矿物质的吸收。由于海带味咸性寒，故脾胃虚、肿胀、腹泻消化不良者慎食。怀孕妇女及哺乳期妇女忌过量食用。

海带中的碘含量极高，是体内合成甲状腺的主要原料，可以促进甲状腺激素合成，防治甲状腺亢进症；碘还可以刺激垂体，使女性体内雌激素水平降低，保护卵巢、子宫功能，及消除乳腺病变隐患，还可令秀发乌黑亮泽。海带中的碘能够刺激垂体，使女性体内雌激素水平降低，恢复卵巢的正常功能，纠正内分泌失调，消除乳腺增生的隐患。

海带胶质能够促使体内的放射性物质随同大便排出体外，清理身体吸收的反射性物质，减少反射性疾病发生的可能。

🍃 营养师健康提示

性寒，味咸，入脾、胃经。清热利水，破积软坚，去湿止痒，主治瘰疬、瘿瘤、噎膈、水肿、睾丸肿痛等病症。海带含有蛋白质、脂肪、糖、粗纤维、矿物质、碘、甘露醇、尼克酸等物质。具有一定的药用功能。营养研究表明，海带含粗纤维、蛋白质、脂肪、大叶藻素等，海带中含有大量的不饱和脂肪酸，能清除附着在血管壁上的胆固醇。海带中钙的含量极为丰富，能降低人体对胆固醇的吸收，降低血压。这三种物质协同作用，其降血脂效果极好，有很高的食疗价值。

选购

以片大、肉厚、黑褐色、无沙泥、无杂质、干燥者为佳。

适用量

每次 15 ～ 20 克为宜，孕妇和乳母日摄入量最多不超过 20 克。

总热量

12 千卡（每 100 克可食部分）。

海带营养成分（每 100 克可食用部分）

名称	含量	名称	含量
蛋白质	1.2 克	钙	46 毫克
脂肪	0.1 克	磷	22 毫克
碳水化合物	2.1 克	钾	246 毫克
胆固醇	–	钠	8.6 毫克
膳食纤维	0.5 克	镁	25 毫克
维生素 B_1	0.02 毫克	铁	0.9 毫克
维生素 B_2	0.15 毫克	锌	0.16 毫克
烟酸	1.3 毫克	硒	9.54 微克
维生素 E	1.85 毫克	锰	0.07 毫克

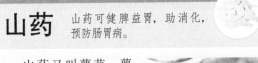

呵护肠胃蔬菜类

山药

山药可健脾益胃，助消化，预防肠胃病。

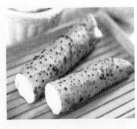

山药又叫薯芋、薯药、延章、玉延等。我国食用山药已有3000多年的历史，自古以来，它就被誉为补虚佳品，备受称赞。据《本草纲目》记载，山药性平、味甘、无毒，有益肾气、强筋骨、健脾胃、止泻痢、化痰涎、润皮毛、治泄精健忘等功效，是一种上等的保健食品及中药材料，在东南亚一带自古被广泛地作为医疗食补之材。

对肠胃病患者的作用

山药可健脾益胃，助消化。含有淀粉酶、多酚氧化酶等物质，有利于脾胃消化吸收功能，是一味平补脾胃的药食两用之品。不论脾阳亏或胃阴虚，皆可食用。临床上常用治脾胃虚弱、食少体倦、泄泻等病症。

营养与功效

山药性平、味甘，入肺、脾、肾经，可健脾

补肺、固肾益精、聪耳明目、助五脏、强筋骨、长志安神、延年益寿，主治脾胃虚弱、倦怠无力、食欲不振、久泄久痢、肺气虚燥、痰喘咳嗽、肾气亏耗、腰膝酸软、下肢痿弱、消渴尿频、遗精早泄、带下白浊、皮肤赤肿、肥胖等病症。山药含有的黏液蛋白能预防心血管系统脂肪沉积，保持血管弹性，防止动脉粥样硬化，减少皮下脂肪。山药中的黏液多糖物质与矿物质类相结合，可以形成骨质，使软骨具有一定弹性。现代研究证明，山药营养丰富，含有淀粉、糖、蛋白质、氨基酸、维生素、钙、磷和其他营养素。山药中含有消化酶、胆碱薯蓣皂苷、黏多糖、黏蛋白等成分，具有滋补作用。多巴胺能扩张血管、改善血液循环；皂苷能防止冠心病和脂肪肝的发生；消化酶能促进蛋白质和淀粉分解，增强机体消化吸收功能。山药还可用于脾虚腹泻、肺虚咳嗽、寒热邪气、泄精健忘等病症的治疗。

营养师健康提示

山药的黏腻性较强，肠胃不好的人最好少吃。

选购

选用外皮光亮、里面洁白的。

适用量

每餐约 85 克。

总热量

56千卡（每100克可食部分）。

山药营养成分（每100克可食用部分）

名称	含量	名称	含量
脂肪	–	叶酸	8微克
蛋白质	1.5克	泛酸	0.4毫克
碳水化合物	14.4克	烟酸	0.61毫克
维生素A	3微克	膳食纤维	0.8克
维生素B₁	0.08毫克	钙	14毫克
维生素B₂	0.02毫克	铁	0.3毫克
维生素B₆	0.06毫克	磷	42毫克
维生素B₁₂	–	钾	452毫克
维生素C	6毫克	钠	18.6毫克
维生素D	–	铜	0.24毫克
维生素E	0.2毫克	镁	20毫克
维生素P	–	锌	0.27毫克
维生素K	–	硒	0.55微克
胡萝卜素	0.02毫克		

呵护肠胃蔬菜类

胡萝卜

胡萝卜能够促进消化、增强食欲，加快胃肠蠕动。

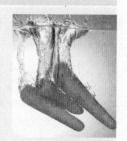

胡萝卜又称金笋、丁香萝卜，汉朝时由中亚、北非一带传入我国，所以名称中含有"胡"字。胡萝卜以黄、红色为多，白色少见，营养丰富，对人体具有多种补益功效，故有"小人参"之称。

对肠胃病患者的作用

胡萝卜性平味甘，所含胡萝卜素是蔬菜中最多的，含有钾、钠及维生素 A、B 族维生素、维生素 C 均较高，有增进消化、补充营养、使大便成形的作用。

营养与功效

胡萝卜味甘，性凉，有养血排毒、健脾和胃的功效，富含糖类、脂肪、挥发油、维生素 A 等营养成分。

现代医学已经证明，胡萝卜是一种有效的解毒食物，它不仅含有丰富的胡萝卜素，而且含有大量的维生素 A 和果胶，与体内的汞离子结合之后，能有效降低血液中汞离子的浓度，加速体内汞离子的排出。

胡萝卜所含有的大量胡萝卜素，可以促进机体的正常生长与繁殖，维持上皮组织，防治呼吸道感染，保持视力正常，可治疗夜盲症和眼干燥症。胡萝卜素可以清除导致人衰老的自由基。

胡萝卜含有琥珀酸钾，可防治血管硬化与高血压，妇女多食胡萝卜可以预防卵巢癌。

胡萝卜中的琥珀酸钾盐是降低血压的有效成分，高血压患者饮用胡萝卜汁可以使血压迅速降低。胡萝卜含有较多的核黄素和叶酸，叶酸也具有抗菌作用。

胡萝卜中的木质素也能够提高机体的抗癌免疫力，间接消灭癌细胞。

胡萝卜中的胡萝卜素与维生素 A 是溶脂性物质，可以溶解脂肪；胡萝卜中还有槲皮素、山奈酚等，能增加冠状动脉血流量，从而降低血压、血脂。

富含的果酸胶钙与胆汁结合后可以从大便中排出，而要产生胆汁酸就要动用身体里的胆固醇，将血液中的胆固醇水平降低。

胡萝卜中含有五种必需氨基酸，十几种酶以及钙、磷、铁、锰、钴等矿物元素和维生素，这些成分对于防止血脂升高、预防动脉粥样硬化很有好处。

胡萝卜中含有槲皮素、山奈酚等，能够加速冠状动脉血流量，降低血脂、血压，强心。

营养师健康提示

胡萝卜素和维生素 A 是脂溶性物质，胡萝卜应用油炒熟或和肉类一起炖煮后再食用，以利吸收。不要过量食用。

大量摄入胡萝卜素会令皮肤的色素产生变化，变成橙黄色。

酒与胡萝卜同食，会造成大量胡萝卜素与酒精一同进入人体，而在肝脏中产生毒素，导致肝病。

选购

以体形圆直、表皮光华、色泽橙红、无须根的为佳。

适用量

每次 100 克。

总热量

43 千卡（每 100 克可食部分）。

胡萝卜营养成分（每100克可食用部分）

名称	含量	名称	含量
碳水化合物	8.8 克	脂肪	0.2 克
蛋白质	1.0 克	纤维素	1.1 克
维生素 A	688.0 微克	维生素 C	13.0 毫克
维生素 E	0.41 毫克	胡萝卜素	4130.0 微克
硫胺素	0.04 毫克	核黄素	0.03 毫克
烟酸	0.6 毫克	胆固醇	—
镁	14.0 毫克	钙	32.0 毫克
铁	1.0 毫克	锌	0.23 毫克
铜	0.08 毫克	锰	0.24 毫克
钾	190.0 毫克	磷	27.0 毫克
钠	71.4 毫克	硒	0.63 微克

呵护肠胃蔬菜类

苦瓜

苦瓜祛内热，清肠胃，增进食欲，护养肠胃。

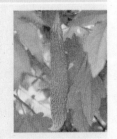

又名凉瓜、锦荔子、癞葡萄、癞瓜，葫芦科苦瓜属一年生攀援草本。全国各地均有栽培，是药食两用的食疗佳品，幼嫩果实可供食用，因味苦得名。原产热带亚洲，广泛分布于亚热带、热带及温带地区。

对肠胃病患者的作用

苦瓜味苦性寒，可祛内热、清肠胃、增进食欲，胃寒体虚者应慎食。苦瓜性寒，儿童和肠胃功能较弱者，不能长期大量食用。

营养与功效

中医认为，苦瓜性味甘、寒，入脾、胃经，有清暑除烦、解毒止痢之功，适用于中暑烦躁、热渴引饮、痈肿痢疾等症，具有清凉解渴、养颜美容、促进新陈代谢等功效。苦瓜中含有丰富的维生素 B_1、维生素 C 及多种矿物质，长期饮用能够延年益寿，增强身体的抵抗能力。青苦瓜适宜热天患有疮疖、痱子、目赤、咽喉痛、急性痢疾之人食用；也适宜糖尿病患者食用，有降血糖效果；适宜癌症患者食用，有助于提高人体内的抗癌能力，还适宜夏令当作清暑止渴的果品食用，能预防中暑。青苦瓜祛暑解热，明目清心；熟苦瓜养血滋肝，益脾补肾。果实含苦瓜苷、多种氨基酸、果胶、丙酸等成分。

苦瓜味苦性寒，维生素 C 含量丰富，有除邪热、解疲劳、清心明目、益气壮阳的功效。国外科学家还从苦瓜中提炼出一种被称为奎宁精的物质，含有生物活性蛋白，能提高免疫系统功能，同时还利于人体皮肤新生和伤口愈合。所以常吃苦瓜还能增强皮层活力，使皮肤变得细嫩健美。

营养师健康提示

平素脾胃虚寒，腹泻便溏之人忌食青苦瓜。苦瓜生吃性极寒，孕妇慎食。

选购

果形要正直、果皮洁白、果面无伤痕及无瓜蝇叮咬，果实未呈红熟、结实不柔软的为佳。

适用量

每次 50 克。

总热量

19 千卡（每 100 克可食部分）。

苦瓜营养成分 （每100克可食用部分）

名称	含量	名称	含量
脂肪	0.1 克	泛酸	0.37 毫克
蛋白质	1.2 克	烟酸	0.3 毫克
碳水化合物	3 克	膳食纤维	1.5 克
维生素 A	10 微克	钙	34 毫克
B 族维生素	10.07 毫克	铁	0.6 毫克
维生素 B$_2$	0.04 毫克	磷	36 毫克
维生素 B$_6$	0.06 毫克	钾	200 毫克
维生素 C	125 毫克	钠	1.8 毫克
维生素 E	0.85 毫克	铜	0.06 毫克
维生素 K	41 微克	镁	18 毫克
胡萝卜素	0.06 毫克	锌	0.29 毫克
叶酸	72 微克	硒	0.36 毫克

呵护肠胃蔬菜类

茄子

茄子清热解暑，提高毛细血管抵抗力。

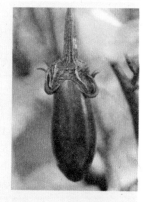

　　茄子，属茄科植物茄的果实，其别名叫落苏、草鳖甲。谓之草鳖甲者，实因古人善以干茄治疗疟疾寒热，加之鳖甲亦有清热除湿、滋阴治疟之功，和干茄同类，故在避讳其名中，则又冠以草鳖甲之名也。茄子的种类很多，正如苏颂所说："茄子处处有之。其类有数种：紫茄、黄茄，南北通有；白茄、青水茄，唯北土有之。"故从形态上讲，现代常见的茄子有圆茄、灯泡茄、线茄等三种；从颜色上分，又有紫茄、白茄、青茄等。至于烹调食疗之法，除了炒、烧、焖、烤、油炸、煎煮、凉拌、做汤、熬羹、制酱、制粉冲服或外用，或辅以鸡、鸭、猪、牛、羊等动物之肉食用外，还可以制成酒剂饮服，用以防病保健。

对肠胃病患者的作用

茄子性凉味甘，所含营养与番茄一样，还含有人体所需的8种氨基酸。富含维生素E，能提高毛细血管抵抗力，防止出血，适宜慢性胃炎出血患者食用。

营养与功效

茄子的营养比较丰富，含有蛋白质、脂肪、碳水化合物、多种维生素以及钙、磷、铁等多种营养成分。特别是维生素P的含量很高，维生素P能使血管壁保持弹性和生理功能，防止硬化和破裂，所以经常吃些茄子，有助于防治高血压、冠心病、动脉硬化和出血性紫癜，对心血管疾病并发糖尿病的患者来说，食疗作用更是明显。

茄子属于寒凉性质的食物，所以夏天食用，有助于清热解暑。对于容易长痱子、生疮疖的人，尤为适宜。消化不良、容易腹泻的人，则不宜多食。

营养师健康提示

茄子秋后其味偏苦，性寒更甚，体质虚冷之人不宜多食。油炸的茄子会大量流失其含有的维生素P，可挂糊上浆后再炸，能减少营养损失。

选购

购回茄子用保鲜膜装好，放入冰箱，恒温可保鲜1～2天，新鲜的茄子为深紫色、有光泽，带未干枯的柄，粗细均匀，无斑。

适用量

每次 100 克。

总热量

19 千卡（每 100 克可食部分）。

茄子营养成分（每 100 克可食用部分）

名称	含量	名称	含量
脂肪	0.3 克	泛酸	0.6 毫克
蛋白质	0.8 克	烟酸	0.5 毫克
碳水化合物	4 克	膳食纤维	1.3 克
维生素 A	63 微克	钙	32 毫克
维生素 B$_1$	0.03 毫克	铁	0.4 毫克
维生素 B$_2$	0.04 毫克	磷	19 毫克
维生素 B$_6$	0.06 毫克	钾	152 毫克
维生素 C	8 毫克	钠	11.3 毫克
维生素 E	1.13 毫克	铜	0.1 毫克
维生素 P	700 微克	镁	13 毫克
维生素 K	9 微克	锌	0.23 毫克
胡萝卜素	0.04 毫克	硒	0.48 微克
叶酸	19 微克		

呵护肠胃蔬菜类

芹菜

芹菜具有稳定肠胃、清热消炎的功效。

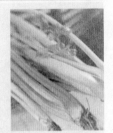

芹菜别名旱芹、药芹菜，原产于地中海地区，属伞形科、旱芹属，为两年生草本植物。芹菜由俄罗斯的高加索地区传入我国，从汉代起开始栽培，距今已有近 2000 年的历史，最初作为观赏植物种植，以后逐渐习惯食用，经过历年来的培育和选择，形成了现在的叶柄细长、植株高大的中国类型芹菜。目前，芹菜栽培几乎遍及全国，在我国形成了一些比较著名的生产基地，如河北省的遵化市、河南省的商丘市、山东省的潍坊市、内蒙古的集宁市等。芹菜适应性较强，它是周年生产、全年均衡供应的蔬菜种类之一。

对肠胃病患者的作用

芹菜含有植物蛋白质的营养成分，不油不腻，芹菜中的挥发油，有稳定肠胃神经功能和清热消炎的功效。还有促进肠胃蠕动，防止便秘的作用，纤维素可加快排泄胃肠中代谢废物。

● 营养与功效

芹菜味辛、甘，性凉，可清热平肝、利胃下气、利小便。富含碳水化合物和蛋白质，具有健胃、利尿、净血调经、降血压、镇静等作用。还含有脂肪、维生素及矿物质，其中磷和钙的含量较高，常吃对高血压、血管硬化、神经衰弱、小儿软骨病等有辅助治疗作用。同时芹菜还含有挥发性的芹菜油，具香味，能促进食欲。芹菜含芳香油、矿物质和丰富的维生素。叶用芹含维生素 C 较多，根用芹的含量略少，矿物盐和纤维素较丰富。除作蔬菜外，芹菜的芳香油经蒸馏提炼后可用做调和香精的原料。

芹菜含铁量较高，是缺铁性贫血患者的佳蔬，是治疗高血压及其并发症的首选之品。对于血管硬化、神经衰弱患者亦有辅助治疗作用。

肝火过旺、皮肤粗糙者及经常失眠、头痛的人可适当多吃些。由于芹菜富含矿物质元素，所以中老年人更宜多吃芹菜，以增加体内的钙和铁。同时，芹菜还含有挥发性的芳香油，香味诱人，吃芹菜对增进食欲，帮助消化、吸收都大有好处。

● 营养师健康提示

芹菜叶中所含的胡萝卜素和维生素 C 比茎多，因此吃时不要把能吃的嫩叶扔掉。芹菜有降血压的作用，故血压偏低者慎用。

选购

选购时，注意芹菜的鲜嫩程度，以农家刚上市、茎秆粗壮、色亮、无黄叶、无萎叶的为佳。

适用量

每餐约 100 克。

总热量

14 千卡（每 100 克可食部分）。

芹菜营养成分 (每 100 克可食用部分)

名称	含量	名称	含量
脂肪	–	泛酸	0.26 毫克
蛋白质	0.6 克	烟酸	0.3 毫克
碳水化合物	2.7 克	膳食纤维	0.9 克
维生素 A	8 微克	钙	152 毫克
维生素 B₁	0.03 毫克	铁	8.5 毫克
维生素 B₂	0.04 毫克	磷	18 毫克
维生素 B₆	0.08 毫克	钾	163 毫克
维生素 C	6 毫克	钠	516.9 毫克
维生素 E	0.2 毫克	铜	0.09 毫克
维生素 K	10 微克	镁	18 毫克
胡萝卜素	0.5 毫克	锌	0.1 毫克
叶酸	29 微克	硒	0.5 微克

大白菜

大白菜能促进肠胃蠕动，预防肠胃病与癌症。

大白菜古时又叫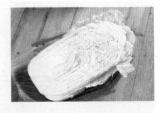
菘，有"菜中之王"
的美名，据说这是齐
白石老先生提出来的。
齐老有一幅写意的大
白菜图，并题句说：
"牡丹为花中之王，荔枝为百果之先，独不论白菜
为蔬之王，何也？"于是，"菜中之王"的美名不
胫而走，流传开来。大白菜具有较高的营养价值，
有"百菜不如白菜"的说法。

对肠胃病患者的作用

大白菜中含有丰富的粗纤维，能促进胃肠蠕
动，减少粪便在体内的存留时间，这样能够减少大
便中各种致癌物质与肠黏膜的接触时间，减少致癌
物质和毒素对肠黏膜的刺激强度。

大白菜是果蔬中的含锌冠军，可促进人体对钙
的吸收，减少钙的流失。

大白菜中含有一种化合物，能够帮助分解同乳
腺癌相关的雌激素。美国纽约激素研究所的科学家

发现，由于中国和日本妇女常吃白菜，所以乳腺癌的发病率比西方妇女低得多。

白菜富含维生素，具有护肤养颜的功效，可促进人体排毒和对动物蛋白质的吸收。

大白菜含有对人体有益的硅元素，能够迅速地将铝元素转化成铝硅酸盐而排出体外。此外，在骨及结缔组织（腱、韧带、软骨）的生长中，硅也起了很大的作用。同时，硅还具有软化血管、延缓人体衰老的功能。

营养与功效

中医认为，大白菜微寒味甘，有养胃生津、除烦解渴、利尿通便、化痰止咳、清热解毒之功效。

营养师健康提示

切白菜时，宜顺丝切，这样白菜易熟。烹调时不宜用煮焯、浸烫后挤汁等方法，以避免营养素的大量损失。白菜在腐烂的过程中会产生毒素，所产生的亚硝酸盐能使血液中的血红蛋白丧失携氧能力，使人体发生严重缺氧，甚至有生命危险。

大白菜中含有少量的、会引起甲状腺肿大的物质，这种物质干扰了甲状腺对必需矿物质碘的利用，而食用一定量的碘盐、海鱼、海产品和食用海藻可以补充碘的不足。

选购

质量好的大白菜新鲜、嫩绿、较紧密和结实。有虫害，松散，茎粗糙、叶子干瘪发黄的大白菜较差。

适用量

每次 100 克。

总热量

13 千卡（每 100 克可食部分）。

大白菜营养成分（每100克可食用部分）

名称	含量	名称	含量
蛋白质	1.0 克	维生素 E	0.06 毫克
脂肪	0.1 克	钙	29 毫克
碳水化合物	2.9 克	磷	21 毫克
胆固醇	–	钾	109 毫克
膳食纤维	1.0 克	钠	39.9 毫克
维生素 A	2 微克	镁	12 毫克
胡萝卜素	10 微克	铁	0.3 毫克
维生素 B_1	0.02 毫克	锌	0.15 毫克
维生素 B_2	0.01 毫克	硒	0.04 微克
维生素 C	8 毫克	铜	0.01 毫克
烟酸	0.32 微克	锰	0.05 毫克

呵护肠胃蔬菜类

菠菜

菠菜通肠利胃、养血止血、润燥通便。

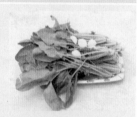

古代中国人称菠菜为"红嘴绿鹦哥"，又叫波斯菜、赤根菜。《本草纲目》中认为食用菠菜可以"通血脉，开胸膈，下气调中，止渴润燥"。古代阿拉伯人称它为"蔬菜之王"。菠菜不仅含有大量的胡萝卜素和铁，也是维生素 B_6、叶酸、铁质和钾质的极佳来源。菠菜含有大量的蛋白质，每 500 克菠菜的蛋白质含量相当于两个鸡蛋的蛋白质含量。此外，菠菜还富含酶。

对肠胃病患者的作用

菠菜性凉味甘，所含的酶能促进胃肠和胰腺的分泌，能养血止血、通肠利胃、润燥通便。

营养与功效

菠菜能促进胰岛素分泌，从而降低血糖，是糖尿病患者必吃的食物。菠菜除了好吃，还有相当丰富的营养，特别适用于糖尿病患者。菠菜中含有大量的胡萝卜素，也是维生素 B_6、叶酸、铁质和钾质的极佳来源。此外，它含有的核黄素、维生素 C、钙质和镁质都超过每日建议摄取量的 10%。菠菜富含抗氧化剂，可用来防止心力衰退。这种抗氧化剂，对保持人体健康异常重要。因为人们的生活环境日益复杂，有多种射线和化学物质，使人体产生带电荷的自由基，这些自由基能杀死细胞，最终导致人的心脏等重要器官病变，记忆力减退。而菠菜中含有大量抗氧化剂，它能吸收有害的自由基，从而使人保持健康。

菠菜是养颜佳品，对缺铁性贫血极为有效，能够使面色红润；能够清理人体肠胃热毒，能养血止血，敛阴、润燥、防治便秘。

菠菜中大量的高纤维可缓解血糖上升速率，刺激肠胃蠕动，帮助排便和排毒，加快胆固醇的排出，有利于脂肪和糖分代谢，是控制高血脂与高血糖的必需物质。

营养师健康提示

很多人都爱吃菠菜，但一定要注意，菠菜不能直接烹调，因为它含草酸较多，有碍机体对钙的吸收，故吃菠菜时宜先用沸水烫软，捞出再炒。应尽可能地多吃一些碱性食品，如海带、蔬菜、水果等，以促使草酸钙溶解排出，预防结石。

选购

选叶片鲜嫩、没有蛀洞的。

适用量

每次 80 ～ 100 克。

总热量

24 千卡（每 100 克可食部分）。

菠菜营养成分（每 100 克可食用部分）

名称	含量	名称	含量
脂肪	0.3 克	泛酸	0.2 毫克
蛋白质	2.4 克	烟酸	0.6 毫克
碳水化合物	2.5 克	膳食纤维	1.4 克
维生素 A	487 微克	钙	158 毫克
维生素 B_1	0.04 毫克	铁	1.7 毫克
维生素 B_2	0.11 毫克	磷	44 毫克
维生素 B_6	0.3 毫克	钾	140 毫克
维生素 C	15 毫克	钠	117.8 毫克
维生素 E	1.74 毫克	铜	0.1 毫克
生物素	270 毫克	镁	58 毫克
维生素 K	210 微克	锌	0.52 毫克
胡萝卜素	13.32 毫克	硒	0.97 微克
叶酸	110 微克		

呵护肠胃蔬菜类

西红柿

西红柿可健胃消食，生津止渴。

西红柿又名番茄，属茄科，一年生草本蔬菜，味甘，性微寒，全株有软毛，花黄色。相传西红柿最早生长在南美洲，当时人们对于其妖艳的

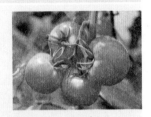

颜色十分警惕，视为"狐狸的果实"，又称为"狼桃"，只供欣赏，不敢品尝。18 世纪传入我国，目前西红柿的品种有 4700 多个，其中小的叫"圣女果"，形如樱桃；大的状如苹果，有扁的，也有圆的。西红柿的颜色有大红的、粉红的、青绿的，还有鲜红的。它含有多种氨基酸和维生素，而且矿物质和微量元素含量也很高。

对肠胃病患者的作用

西红柿能生津止渴、健胃消食，故对食欲不振有很好的辅助治疗作用。

营养与功效

西红柿含有丰富的钙、磷、铁、胡萝卜素及 B 族维生素和维生素 C，生、熟皆能食用，味微酸适

口。西红柿肉汁多，对肾炎病人有很好的食疗作用，而且含糖量较低，可以作为糖尿病患者的食疗食品。西红柿有美容效果，常吃具有使皮肤细滑白皙的作用，可延缓衰老。它富含番茄红素，具有抗氧化功能，能防癌，且对动脉硬化患者有很好的食疗作用。

营养师健康提示

西红柿营养丰富，一般人均可食用，特别适合糖尿病患者食用，注意青色的西红柿不宜食用。胃酸过多者以及空腹时不宜吃西红柿，因为西红柿中含有大量的胺质、果质和可溶性收敛剂等，食后容易引起胃胀痛。

西红柿中的茄红素能够保护心血管，减少心脏病的发生。西红柿味甘酸微寒，有生津止渴、凉血平肝、健胃消食、清热解毒、降低血压的功效，对于肾脏病患者及高血压患者有很好的治疗效果。

多吃西红柿能够抗衰老，使皮肤白皙，同时能够防治动脉粥样硬化、冠心病和高血压病。

选购

催熟的西红柿多为反季节上市，大小通体全红，手感很硬，外观呈多面体，子呈绿色或未长子，瓤内无汁；而自然成熟的西红柿周围有些绿色，捏起来很软，外观圆滑，透亮而无斑点，而子粒是土黄色，肉质为红色，沙瓤，多汁。

适用量

每天约100克。

总热量

19千卡（每100克可食部分）。

西红柿营养成分（每100克可食用部分）

名称	含量	名称	含量
脂肪	0.2克	泛酸	0.17毫克
蛋白质	0.9克	烟酸	0.6毫克
碳水化合物	3.54克	膳食纤维	0.5克
维生素A	92微克	钙	10毫克
维生素B₁	0.03毫克	铁	0.8毫克
维生素B₂	0.03毫克	磷	24毫克
维生素B₆	0.08毫克	钾	191毫克
维生素C	8毫克	钠	5毫克
维生素E	0.57毫克	铜	0.06毫克
维生素K	4微克	镁	9毫克
维生素P	700微克	锌	0.13毫克
胡萝卜素	0.37毫克	硒	0.15微克
叶酸	22微克		

呵护肠胃蔬菜类

扁豆

扁豆可增进食欲、健脾胃、养肠胃。

扁豆别名眉豆、娥眉豆、藕豆、鹊豆、沿篱豆，为豆科菜豆族扁豆属植物中的一个栽培种，一年生或越年生草质藤本植物，荚果扁，镰刀形或半椭圆形，长5~7厘米；种子3~5颗，有绿白、浅绿、粉红与紫红等色；目前栽培的主要品种有紫红小白扁、猪血扁、红筋扁、白花大白扁和大刀铡扁等品种。以嫩豆荚或鲜豆粒作蔬菜，老熟种子作粮食，富含蛋白质和淀粉，炒食或腌渍，味鲜美。

对肠胃病患者的作用

扁豆富含蛋白质和多种氨基酸，经常食用能健脾胃、增进食欲，还有调和脏腑、安神、益气健脾的功效。夏季多吃一些扁豆有消暑、清热的作用。

营养与功效

扁豆性味甘、平、无毒，入脾、胃经，能清暑解渴、健脾和胃、除湿止泻、解毒下气、和中止呃；扁豆花最宜于祛暑；扁豆衣可清热去湿。

扁豆营养丰富，含蛋白质、钙、磷、铁、硫胺素，此外，扁豆还含有 B 族维生素、维生素 C 及烟酸等，具有增强免疫功能和防癌的功效。扁豆中含胡萝卜素和叶黄素，是提取胡萝卜素的好原料。扁豆干燥的种皮和花健脾化湿，也可入药。现代医学研究表明，扁豆中含有血球凝集素，有显著的消退肿瘤的作用。扁豆还是低热量食物，若配合其他绿色蔬菜食用，能更好地促进身体新陈代谢。

营养师健康提示

服用单胺氧化酶抑制剂药物的人，不宜食用扁豆，因为扁豆中含有的酪胺成分可使血压升高，产生肺水肿等不适症状。

选购

上等的扁豆色泽鲜绿，豆荚硬实，掰开时横断面可见荚果壁充实，豆粒与豆壁间没有空隙，撕扯两边筋丝很少。如果扁豆在贮存过程中表皮出现褐斑，表示已老化，纤维化程度高，豆荚脱水，品质已变劣。

适用量

每次 60 克。

总热量

37 千卡（每 100 克可食部分）。

烹饪特别提示

扁豆中含有毒成分红细胞凝集素和皂素，彻底加热可破坏这种毒素，烹调时加热不彻底会导致毒素留存。食用时若没有熟透，则会发生中毒。为防止中毒发生，在食用前要略加处理，可用沸水焯过或热油煸，直至变色熟透，方可安全食用。

扁豆营养成分（每100克可食用部分）

名称	含量	名称	含量
脂肪	0.2 克	膳食纤维	2.1 克
蛋白质	2.7 克	钙	38 毫克
碳水化合物	8.2 克	铁	1.9 毫克
维生素 A	25 微克	磷	54 毫克
维生素 B_1	0.04 毫克	钾	178 毫克
维生素 B_2	0.07 毫克	钠	3.8 毫克
维生素 PP	0.9 毫克	铜	0.12 毫克
维生素 C	13 毫克	镁	3.4 毫克
维生素 E	0.24 毫克	锌	0.72 毫克
胡萝卜素	150 微克	硒	0.94 毫克
烟酸	0.9 毫克		

土豆

土豆促进肠胃蠕动、通便，可治疗消化不良。

土豆又名马铃薯，是粮菜兼用型的蔬菜，与稻、麦、玉米、高粱一起被称为全球五大农作物。在法国，土豆被称为"地下苹果"。土豆

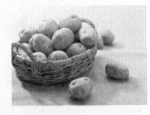

营养成分齐全，而且易被人体消化吸收，在欧美享有"第二面包"的称号。

对肠胃病患者的作用

土豆所含的粗纤维，有促进肠胃蠕动和加速胆固醇在肠道内代谢的功效，具有通便和降低胆固醇的作用，可以治疗习惯性便秘和预防胆固醇增高。

土豆可以用来治疗消化不良，效果显著，是肠胃病和心脏病患者的良药以及优质保健食品。

营养与功效

每 100 克土豆含钾高达 300 毫克，专家认为，每周吃 5 ～ 6 个土豆可使中风机会下降 40%。中医认为，土豆性平味甘，具有和胃调中、益气健脾、强身益肾、活血消肿等功效，可辅助治疗消化

不良、习惯性便秘、神疲乏力、慢性胃痛、关节疼痛、皮肤湿疹等症。土豆对消化不良的治疗有特效，是胃病和心脏病患者的良药及优质保健食品。

土豆淀粉在体内被缓慢吸收，不会导致血糖过高，可用作糖尿病患者的食疗食品。土豆是低热能、高蛋白，含有多种维生素和微量元素的食品，也是理想的减肥食品。

土豆富含粗纤维，可促进肠胃蠕动和加速胆固醇在肠道内代谢，具有通便和降低胆固醇的作用，可以治疗习惯性便秘和预防血胆固醇增高。

营养师健康提示

土豆宜去皮吃，有芽眼的部分应挖去，以免中毒。土豆切开后容易氧化变黑，属于正常现象，不会造成危害。人们经常把切好的土豆片、土豆丝放入水中，去掉过多的淀粉以便烹调，但注意不要泡太久，否则营养流失严重。皮色发青或发芽的土豆不能吃，以防龙葵素中毒。

孕妇也要慎食，以防发生妊娠危险。

土豆中含有丰富的营养物质，所以去皮不宜太厚。

白水煮土豆时，加点牛奶，不但味道好，而且可以防止土豆肉质发黄。

选购

以表皮光滑、个体大小一致且没有发芽的为佳。

适用量

每次约 130 克。

总热量

76 千卡（每 100 克可食部分）。

土豆营养成分（每 100 克可食用部分）

名称	含量	名称	含量
脂肪	0.2 克	烟酸	1.1 毫克
蛋白质	2 克	钙	8 毫克
碳水化合物	17.2 克	铁	0.8 克
维生素 A	5 微克	镁	23 毫克
维生素 C	27 毫克	钾	342 毫克
维生素 D	34 毫克	锰	0.14 毫克
胡萝卜素	0.8 微克	锌	37 毫克
膳食纤维	7 克	铜	12 毫克
胆固醇	—	磷	40 毫克
硫胺素	0.08 毫克	钠	3 毫克
核黄素	0.4 毫克	硒	0.8 微克
生物素	73 微克		

呵护肠胃蔬菜类

苋菜

苋菜清热解毒、补血止血。

又名青苋菜，为苋科一年生草本植物苋的全株，按其叶片的不同颜色，又可分为绿苋、红苋、紫苋、花苋等。苋菜原产我国，全国各地均有栽培，去根洗净食用，是夏秋季常用蔬菜。

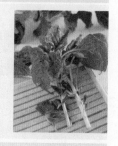

对肠胃病患者的作用

苋菜性凉味甘，营养丰富，含钙、铁量是蔬菜中最高的，比菠菜高且易于吸收，而胡萝卜素含量是茄果的2倍以上，有清热解毒、补血止血的作用，能够很好地保肠护胃。

营养与功效

苋菜具有除湿止痢、通利二便、利窍止血等功效，适用于痢疾、肠炎、大便涩带、便秘、淋证、麻疹不透、漆疮瘙痒等病症。现代研究发现，苋菜营养丰富，富含蛋白质、脂肪、糖类、粗纤维、胡萝卜素等，其中蛋白质比牛奶更能充分地被人体吸收。苋菜富含维生素，有祛病之功，对心血管病、胃肠炎、便秘、黄疸病及癌症均有一定的疗效。作药用，可取鲜叶或汁用，也可取全株晒干长期备用。可辅治眼疾、齿疾、毒蛇咬伤、感冒、脓肿等病症。

苋菜富含容易被人体吸收的钙质，能够有效促进牙齿和骨骼的生长，并能够预防肌肉痉挛。苋菜含有大量的铁、钙和维生素K，可以促进造血功能，常食苋菜还能够促进排毒、防治便秘、减肥轻身。

营养师健康提示

脾胃虚寒者慎服，慢性腹泻者不宜多食。苋菜所含草酸较多，煮时最好先用沸水焯过，这样草酸可溶于水，并能去掉涩味。

烹调苋菜时，时间不宜过长。不可将苋菜与甲鱼、龟同食。

选购

选购时手握苋菜，手感软的为嫩，手感硬的为老，5~6月为最佳食用期。

适用量

每天100克。

总热量

25千卡（每100克可食部分）。

苋菜营养成分（每100克可食用部分）

名称	含量	名称	含量
脂肪	0.3 克	膳食纤维	2.2 克
蛋白质	2.8 克	钙	187 毫克
碳水化合物	5.0 克	铁	5.4 毫克
维生素 A	352 微克	磷	59 毫克
维生素 B$_1$	0.03 毫克	钾	207 毫克
维生素 B$_2$	0.12 毫克	钠	32.4 毫克
维生素 PP	0.8 毫克	铜	0.13 毫克
维生素 C	47 毫克	镁	119 毫克
维生素 E	0.36 毫克	锌	0.80 毫克
胡萝卜素	2110 微克	硒	0.52 微克
视黄醇	–	锰	0.78 毫克
灰分	1.7 克		

呵护肠胃蔬菜类

韭菜

韭菜补虚益阳、调和脏腑。

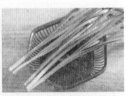

又名起阳草、长生韭，为百合草本植物韭菜的茎叶，现有青韭菜、韭黄、韭白之分，我国多数地区均有栽培。韭菜在北方是过年包饺子的主角。其颜色碧绿、味道浓郁，无论用于制作荤菜还是素菜，都十分提味。韭黄是韭菜的软化栽培品种，因不见阳光而呈黄白色，其营养价值要逊于韭菜。

对肠胃病患者的作用

韭菜性温味辛，有温中行气、补虚益阳、调和脏腑的作用，能够抑制痢疾杆菌、大肠杆菌。韭菜含有丰富的纤维素，促进肠胃蠕动，能够预防肠癌。韭菜有温中行气、散血解毒、保暖、健胃整肠的功效，用于反胃呕吐、消渴、吐血、尿血、痔疮等症，都有相当好的缓解作用。

营养与功效

韭菜为辛温补阳之品，能温肝补肾，因此在药典上有"起阳草"之称，还有温中行气之功效。韭菜含有较多的粗纤维，能增进胃肠蠕动，可有效预防习惯性便秘和肠癌，这些纤维还可以把消化道中的头发、沙砾、金属屑甚至是针包裹起来，随大便排出体外，有"洗肠草"之称。韭菜含有挥发性精油及含硫化合物，具有促进食欲和降低血脂的作用，对高血压、冠心病、高血脂等有一定疗效。含硫化合物还具有一定杀菌消炎的作用。

针对老人，韭菜可以用来治疗尿频：取新鲜韭菜 50 克，洗干净切段。先用粳米煮粥，粥煮好以后放入韭菜、熟油、精盐、味精，同煮至米粥黏稠即可。每日 2～3 次温热服食，有温补肾阳、固精止遗的功效，可辅助治疗肾阳虚、遗尿和尿频。

针对女人，韭菜可以用来祛斑、减肥：韭菜含有发挥油含硫化合物，能降低血脂及扩张血脉，使黑色素细胞内酪氨酸系统功能增强，从而导致皮肤毛囊的黑色素改变，收到消除皮肤白斑和使头发乌油发亮的效果。韭菜还含有丰富的植物纤维素，具有减肥的作用。患有皮肤白斑症的女性，常吃韭菜可以达到去斑、减肥的双重效果。

营养师健康提示

多食会上火，隔夜的韭菜不能吃。

初春时节的韭菜品质最佳，晚秋的次之，夏季的最差，有"春食则香，夏食则臭"之说。

选购

尽量挑选叶子较宽，手感柔软且有一定厚度、颜色浓绿且没有折叶的韭菜。拿在手中，如果发现菜叶松松垮垮地向下垂，则说明已经不新鲜了。

适用量

每次 50 克。

总热量

26 千卡（每 100 克可食部分）。

韭菜营养成分（每 100 克可食用部分）

名称	含量	名称	含量
脂肪	4 克	膳食纤维	1.4 克
蛋白质	2.4 克	钙	42 毫克
碳水化合物	3.2 克	铁	1.6 毫克
维生素 A	235 微克	磷	38 毫克
维生素 C	24 毫克	钾	247 毫克
维生素 E	96 毫克	钠	8.1 毫克
硫胺素	0.2 毫克	铜	0.8 毫克
核黄素	0.9 毫克	镁	25 毫克
胆固醇	–	锌	43 毫克
胡萝卜素	0.8 微克	锰	43 毫克
烟酸	8 毫克	硒	1.38 微克

茼蒿

茼蒿养脾胃、利肠胃，治疗慢性肠胃病和便秘。

又名蓬蒿、蒿菜、蒿子秆等，为一年生或二年生绿叶蔬菜，属菊科菊属。它有蒿之清气，菊之甘香。我国普遍栽培的茼蒿有大叶和小叶两大形态

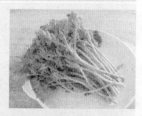

类型。大叶茼蒿又叫板叶茼蒿或圆叶茼蒿，叶宽大，叶片缺刻少而浅，品质佳，产量高，栽培比较普遍。小叶茼蒿又叫花叶茼蒿或细叶茼蒿，叶狭小，叶片缺刻多而深，香味浓，产量低，栽培较少。

对肠胃病患者的作用

《本草纲目》有记载：茼蒿"安心气，养脾胃，消痰饮，利肠胃"。现代临床医学试验证明，茼蒿可治疗慢性肠胃病和习惯性便秘，有暖胃作用，适合肠胃有寒气者食用。茼蒿中含有特殊香味的挥发油，有助于宽中理气、消食开胃、增加食欲。茼蒿含有多种氨基酸、脂肪、蛋白质及较高量的钠、钾等矿物盐，能调节体内水液代谢，通利小便，清除水肿。

营养与功效

性平，味甘辛，可清热、化痰、通血脉，适宜夏季酷暑、烦热头昏、睡眠不安之人食用；适宜高血压病人、头昏脑涨、大便干结者食用；适宜肺热咳嗽，痰多黄稠之人食用；适宜贫血或骨折之人食用。是暖胃和养肠的有益蔬菜，含有一种挥发性的精油以及胆碱等物质，具有开胃健脾、降压补脑等效能。常食茼蒿，对咳嗽痰多、脾胃不和、记忆力减退、习惯性便秘等，均大有裨益。现代医学研究发现，茼蒿营养十分丰富，除了含有维生素A、维生素C之外，胡萝卜素的含量比菠菜高，并含丰富的钙、铁，所以茼蒿也称为"铁钙的补充剂"，是儿童和贫血患者的必食佳蔬。还有促进蛋白质代谢的作用，有助脂肪的分解。茼蒿有健脾消肿、消热解毒、行气利尿、消积通便之效，可治感冒发热、腹痛腹胀、肠炎痢疾、消化不良、便秘、营养不良性水肿、脾虚浮肿、乳腺炎、高血压、水肿、吐血等。

营养师健康提示

茼蒿中的芳香精油遇热易挥发，这样会减弱茼蒿的健胃作用，所以烹调时应注意旺火快炒。余烫或凉拌有利于胃肠功能不好的人。

茼蒿辛香滑利，腹泻者不宜多食。阴虚发热者不宜食用。

选购

新鲜、无虫害、没抽薹的为佳。

适用量

每餐 50 ～ 100 克。

总热量

21 千卡（每 100 克可食部分）。

茼蒿营养成分（每100克可食用部分）

名称	含量	名称	含量
脂肪	0.3 克	膳食纤维	1.2 克
蛋白质	1.9 克	钙	73 毫克
碳水化合物	3.9 克	铁	2.5 毫克
维生素 A	252 微克	磷	36 毫克
维生素 B_1	0.04 毫克	钾	220 毫克
维生素 B_2	0.09 毫克	钠	161.3 毫克
维生素 PP	0.6 毫克	铜	0.06 毫克
维生素 C	18 毫克	镁	20 毫克
维生素 E	0.92 毫克	锌	0.35 毫克
胡萝卜素	1510 微克	硒	0.60 微克
视黄醇	－	锰	0.28 毫克
灰分	0.9 克		

呵护肠胃蔬菜类

莲藕

莲藕通便止泻、健脾开胃、益血补血。

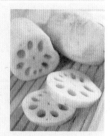

又名玉节，双子叶植物纲，睡莲科，多年生草本水生植物，原产亚热带多雨地区，在我国已有3000多年的栽培历史，霜降前后采收，作为蔬菜食用，也可作种。莲藕，微甜而脆，十分爽口，可生食也可做菜，而且药用价值相当高，是老幼妇孺、体弱多病者上好的食品和滋补佳珍。

对肠胃病患者的作用

健脾开胃，通便止泻。莲藕中含有黏液蛋白和膳食纤维，能与人体内胆酸盐，食物中的胆固醇及甘油三酯结合，使其从粪便中排出，从而减少脂类的吸收。

莲藕散发出一种独特清香，还含有鞣质，有一定健脾止泻作用，能增进食欲、促进消化、开胃健中，有益于胃纳不佳、食欲不振者恢复健康。莲藕还可以有效改善肠胃功能，同时可以促进皮肤的新陈代谢。

营养与功效

性平味甘，无毒，入心、肺、脾、胃经，可清热凉血、补中养神、散瘀止泻、健脾生肌、开胃消食、益血止血；主治肺热咳嗽、烦躁口渴、脾虚泄泻、食欲不振及各种血症。

莲藕含铁量极高，常食可预防缺铁性贫血。莲藕含有的丹宁酸有收缩血管和止血的作用，对于瘀血、吐血、尿血、便血者及产妇极为合适。莲藕富含维生素C与膳食纤维，对于肝病、便秘、糖尿病等症的治疗颇有裨益。

中医认为，生食藕能凉血散瘀，熟食能补心益肾，具有滋阴养血的功效，可以补五脏之虚，强壮筋骨，补血养血。藕堪称男女老幼秋季的保健食品。现代医学研究发现，莲藕含大量淀粉、蛋白质、B族维生素、维生素C、脂肪、碳水化合物及钙、磷、铁等多种矿物质，肉质肥嫩，白净滚圆，口感甜脆，生食堪与梨媲美。生藕甘凉、熟藕甘温。莲藕具有清热生津、凉血止血、补脾止泻等功效，常用于热血烦渴、衄血、便血、稀便、头昏、目眩等症。

营养师健康提示

藕性寒，生吃清脆爽口，但碍脾胃，脾胃消化功能低下、大便溏泄、体虚者不宜生吃。

选购

以藕节肥大粗短，表面鲜嫩，不烂不伤不带尾的为佳。

适用量

每次 50 克。

总热量

70 千卡（每 100 克可食部分）。

莲藕营养成分（每 100 克可食用部分）			
名称	含量	名称	含量
脂肪	2 克	膳食纤维	1.2 克
蛋白质	1.9 克	钙	39 毫克
碳水化合物	15.2 克	铁	1.4 毫克
维生素 A	3 微克	磷	58 毫克
维生素 C	44 毫克	钾	243 毫克
维生素 E	73 毫克	钠	44.2 毫克
硫胺素	9 毫克	铜	11 毫克
核黄素	0.3 毫克	镁	19 毫克
胆固醇	–	锌	23 毫克
胡萝卜素	1 微克	锰	1.3 毫克
烟酸	0.3 毫克	硒	39 微克

呵护肠胃蔬菜类

冬瓜

冬瓜促进消化，排出肠胃垃圾，降脂降压。

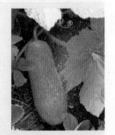

又名白瓜、东瓜、枕瓜，为葫芦科冬瓜属，一年生蔓性草本植物。原产于中国和东印度，在我国栽培历史已有2000多年。冬瓜呈圆、扁圆或长圆形，大小因品种而异，多有一层白色蜡质粉末。依其形状分为扁、圆、筒、枕头形；依瓜皮颜色分为青皮和白皮。冬瓜肉厚色白，疏松多汁，营养丰富，又富含维生素 C，有利尿止渴之功效，在全国南北各地市场是最受欢迎的蔬菜之一。

对肠胃病患者的作用

冬瓜中的粗纤维，能刺激肠道蠕动，使肠道里积存的致癌物质尽快排泄出去。冬瓜皮含有大量的粗纤维，可清除肠胃垃圾。

营养与功效

味甘淡，性微寒，入肺、大肠、小肠、膀胱经，具有除心胸痛、润肺消炎、清热解毒、利大小便、消肿定喘、祛湿解暑等功效，用于心胸烦热、小便不利、肺痈咳喘、肝硬化腹水、高血压等病症。冬瓜含蛋白、糖类、胡萝卜素、多种维生素、粗纤维和钙、磷、铁，且钾盐含量高，钠盐含量低，对于需要低钠食物的高血压、肾脏病、浮肿病等患者，尤为适合。

冬瓜含有丙醇二酸，它是一种能抑制糖类转化为脂肪的化合物，可预防人体内的脂肪堆积，具有减肥、降脂的功效，尤其适合糖尿病、肾病、高血压、冠心病患者食用。

冬瓜子中含有脲酶、组胺酸等成分，也有葫芦巴碱，可有效地预防哮喘的发生。《本草纲目》中记载，冬瓜可"去肿、定喘、止咳、化痰、除烦"。

夏天多食冬瓜能够解渴消暑、利尿，免生疔疮。冬瓜含有多种维生素和人体必需的微量元素，可调节代谢平衡，令肌肤洁白如玉，润泽光滑。

冬瓜属于高钾低钠食物，吃冬瓜能够利尿，从而有利于降低体重，降低血压。冬瓜不含脂肪，肥胖者常食冬瓜能够瘦身健体，经常食用冬瓜对高血压、肾炎水肿、动脉粥样硬化等有辅助治疗作用。

营养师健康提示

冬瓜性寒凉，脾胃虚寒易泄泻者慎用；久病与阳虚肢冷者忌食。

选购

要选择瓜形大，两端大小近似，呈筒形，瓜毛稀疏，皮色呈墨绿，无病斑、虫害的优质品。

适用量

每次 100 克。

总热量

11 千卡（每 100 克可食部分）

冬瓜营养成分（每 100 克可食用部分）

名称	含量	名称	含量
碳水化合物	2.6 克	脂肪	0.2 克
蛋白质	0.4 克	纤维素	0.7 克
维生素 A	13.0 微克	维生素 C	18.0 毫克
维生素 E	0.08 毫克	胡萝卜素	80.0 微克
硫胺素	0.01 毫克	核黄素	0.01 毫克
烟酸	0.3 毫克	胆固醇	–
镁	8.0 毫克	钙	19.0 毫克
铁	0.2 毫克	锌	0.07 毫克
铜	0.07 毫克	锰	0.03 毫克
钾	78.0 毫克	磷	12.0 毫克
钠	1.8 毫克	硒	0.22 微克

此外，冬瓜中还含有葫芦巴碱和丙醇二酸等有机物

呵护肠胃蔬菜类

黄瓜

黄瓜清热解毒、美容养颜，可预防肠癌的发生。

黄瓜是群众喜爱的一种蔬菜，据《齐民要术》记载，在北魏时，采摘黄瓜要等色黄的时候。现在，黄瓜黄了只能留作种子用，不供食用，只有碧绿青翠的嫩黄瓜才招人喜欢。黄瓜最初叫"胡瓜"，这是因为

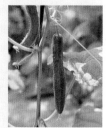

它是西汉时从西域引进的。可见，我国引进黄瓜已有2000多年的历史。因为羯族人的后裔赵石勒反对把北方少数民族叫"胡人"，为了避讳，后来将胡瓜改称黄瓜。

对肠胃病患者的作用

现代医学研究表明，黄瓜可促使大便通畅，预防肠癌的发生。黄瓜中的纤维素对促进人体肠道内腐败物质的排出和降低胆固醇有一定作用。

营养与功效

性凉，味甘，可清热、利尿、解毒，用于烦渴、小便不利、咽喉肿痛、火眼、烫火伤。现代研究证明，黄瓜含葡萄糖、鼠李糖、半乳糖、甘露

糖、木糖、果糖及芸香苷、异槲皮苷、精氨酸的葡萄糖苷等，尚含咖啡酸、绿原酸、多种游离氨基酸和维生素C，又含挥发油1%。黄瓜中还含有丰富的黄瓜酶，这种生物酶有很强的生物活性，能有效地促进机体的新陈代谢。药理实验发现，黄瓜中所含的娇嫩的细纤维素，具有促进肠道中腐败物质排出和降低胆固醇的作用。

黄瓜还有一种特殊的美容功能，用黄瓜汁来清洁和保护皮肤，或用捣碎的黄瓜来舒展皱纹都颇为有效。

黄瓜种含有丰富的钾盐，钾具有加速血液新陈代谢、排出体内多余盐分的作用，而黄瓜中的钠含量很低，能够维持人体中的酸碱平衡，有利尿降压的作用。黄瓜的热量很低，含水量为96%～98%，并且具有降血糖的作用。所以，对于糖尿病患者而言，黄瓜既可以用来当蔬菜也可以用来当药物。

营养师健康提示

黄瓜虽然可果、可蔬，但由于维生素及其他营养素含量较少，故不宜单独食用，最好与其他蔬菜、水果同吃，以保证机体所需的营养素。另外，生吃时一定要洗净，以免引起肠道疾病。

选购

以新鲜无蔫状的为佳。

适用量

每天1条（100克左右）。

总热量

15千卡（每100克可食部分）。

黄瓜营养成分（每100克可食用部分）

名称	含量	名称	含量
脂肪	0.2克	泛酸	0.2毫克
蛋白质	0.8克	烟酸	0.2毫克
碳水化合物	2.4克	膳食纤维	0.5克
维生素A	15微克	钙	24毫克
维生素B_1	0.04毫克	铁	0.5毫克
维生素B_2	0.04毫克	磷	24毫克
维生素B_6	0.15毫克	钾	102毫克
维生素C	9毫克	钠	4.9毫克
维生素E	0.46毫克	铜	0.05毫克
维生素K	34微克	镁	15毫克
胡萝卜素	0.09毫克	锌	0.18毫克
叶酸	25微克	硒	0.38微克

呵护肠胃蔬菜类

南瓜

南瓜促进肠胃蠕动，保护肠胃，降低胆固醇。

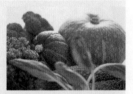

南瓜因产地不同而叫法各异，又名番瓜、麦瓜、倭瓜、金瓜、金冬瓜等。南瓜的适应性很强，南北各地都普遍栽培，为夏秋季的主要蔬菜之一。南瓜富含胡萝卜素、多种矿物质、人体必需的8种氨基酸和儿童必需的组氨酸、可溶性纤维、叶黄素、磷、钾、钙、镁、锌、硅等微量元素。现代营养学和医学表明，多食南瓜可有效防治高血压、糖尿病及肝脏病变，提高人体免疫能力。清代名医陈修园说："南瓜为补血之妙品。"常吃南瓜，可使大便通畅、肌肤丰美，尤其对女性有美容作用。

对肠胃病患者的作用

南瓜内含有维生素和果胶，果胶有很好的吸附性，能黏结和消除体内细菌毒素和其他有害物质，如重金属中的铅、汞和放射性元素，起到解毒作用，保护胃黏膜，帮助消化。南瓜所含果胶还可以保护胃肠道黏膜，免受粗糙食品刺激，促进溃疡面愈合，适宜于胃病患者。南瓜所含成分能促进胆汁分泌，加强胃肠蠕动，帮助食物消化。

营养与功效

性温，味甘，入脾、胃经，可补中益气、解毒杀虫、降糖止渴，主治久病气虚、脾胃虚弱、气短倦怠、便溏、糖尿病、蛔虫等病症。适宜高血压、冠心病、高血脂患者食用；适宜肥胖之人和中老年便秘之人食用；适宜糖尿病患者食用；适宜同铅、汞等有毒金属密切接触的人食用；适宜癌症患者、泌尿系结石患者食用。

南瓜中所含的大量果胶，在肠道内被充分吸收后，形成一种胶状物质，能延缓对脂质的吸收。果胶还能和体内过剩的胆固醇黏结在一起，从而降低血液胆固醇的含量，起到防止动脉硬化的作用。南瓜所含的纤维素，具有良好的降脂减肥效果和通便作用。南瓜是一种低糖、低热量的食品。

营养师健康提示

南瓜是糖尿病人良好的食物，一般人均可食用，但患有黄疸型肝炎、脚气等症的患者不能食用。

选购

要选择新鲜的、没有外伤的南瓜。

采收加工

8～10月，采收成熟果实，一般鲜用。

适用量

每次约 100 克。

总热量

22 千卡（每 100 克可食部分）。

南瓜营养成分（每 100 克可食用部分）

名称	含量	名称	含量
脂肪	0.1 克	泛酸	0.5 毫克
蛋白质	0.7 克	烟酸	0.4 毫克
碳水化合物	4.5 克	膳食纤维	0.8 克
维生素 A	148 微克	钙	16 毫克
维生素 B₁	0.03 毫克	铁	0.4 毫克
维生素 B₂	0.04 毫克	磷	24 毫克
维生素 B₆	0.12 毫克	钾	287 毫克
维生素 C	8 毫克	钠	0.8 毫克
维生素 E	0.36 毫克	铜	0.03 毫克
维生素 K	26 微克	镁	8 毫克
膳食纤维	0.8 克	锌	0.14 毫克
胡萝卜素	0.89 毫克	锌	0.46 毫克
叶酸	80 微克	硒	0.46 微克

呵护肠胃蔬菜类

洋葱

洋葱健胃消食、润肠利便、消炎抑菌、防癌抗癌。

又名葱头、玉葱，百合科两年生蔬菜，是一种很普通的家常菜。洋葱味美且含多种维护心血管的营养素，多食还可降低血脂、防止动脉硬化，在国外被誉为"菜中皇后"。洋葱的营养价

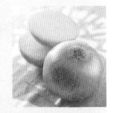

值很高，是集营养、保健、医疗为一身的蔬菜。日本的科学家认为，经常食用洋葱可以长期稳定血压，对人体的动脉血管起到很好的保护作用。

对肠胃病患者的作用

洋葱能促进肠胃蠕动，加强消化能力，且含有丰富的硫，能和蛋白质结合，并且结合的比例最优，对肝脏特别有益，因此有助于排毒。

营养与功效

中医认为，洋葱性平，味甘、辛，具有健胃消食、平肝、润肠及利尿、发汗作用。近代医学研究发现，洋葱含有硫化物、类黄酮、笨丙素酚类、甾体皂苷类、含氯化合物和前列腺素类等多种化学成分，具有消炎抑菌、防癌抗癌、利尿止泻及降血

糖、降血脂、降胆固醇、降血压、抗血小板凝聚、预防心脑血管病、抗氧化、美容等药理作用。

洋葱含有丰富的钙、磷、铁、维生素 B_1、维生素 C、胡萝卜素、尼克酸、前列腺素 A、二烯丙基二硫化物及硫氨基酸等成分，其中的硫氨基酸具有降低血脂和血压的功效，前列腺素 A 具有扩张血管、降低血黏度、预防血栓的作用。洋葱还富含微量元素硒，能降低癌症的发生率。洋葱还可用于预防和治疗糖尿病及肾性水肿，这是因为洋葱含有与降血糖药物甲磺丁脲相类似的有机物，并能在体内生成具有强力利尿作用的槲皮甘素。

洋葱中的硫化合物能够制造辣味，可以直接抑制肝脏中胆固醇的合成。洋葱所含有的硒能够防止血脂氧化沉积，并将已经沉积的胆固醇加以辨别。所含的槲皮素能够抑制自由基的攻击，从而维护血管健康，对防治肿瘤发生也有益。

◆ 营养师健康提示

不可过量食用，因其易产生挥发性气体，过量食用会产生胀气和排气过多，给人造成不快。凡有皮肤瘙痒性疾病和患有眼疾、眼部充血者应少食。

◆ 选购

以球体完整、没有裂开或损伤、表皮完整光滑的为佳。

适用量

每餐 50 克。

总热量

39 千卡（每 100 克可食部分）。

洋葱营养成分（每 100 克可食用部分）

名称	含量	名称	含量
脂肪	0.2 克	泛酸	0.19 毫克
蛋白质	1.1 克	烟酸	0.2 毫克
碳水化合物	8.1 克	膳食纤维	0.9 克
维生素 A	3 微克	钙	24 毫克
维生素 B_1	0.03 毫克	铁	0.6 毫克
维生素 B_2	0.03 毫克	磷	39 毫克
维生素 B_6	0.16 毫克	钾	138 毫克
维生素 C	8 毫克	钠	4.4 毫克
维生素 E	0.14 毫克	铜	0.05 毫克
生物素	210 微克	镁	15 毫克
胡萝卜素	20 毫克	锌	0.23 毫克
叶酸	16 微克	硒	0.92 微克

呵护肠胃蔬菜类

荸荠

荸荠利肠通便、促进排毒，减少肠道废物毒素。

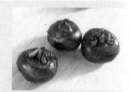

俗称马蹄，又称地栗，因它形如马蹄，又像栗子而得名。称它马蹄，仅指其外表；说它像栗子，不仅是形状、连性味、成分、功用都与栗子相似，又因它是在泥中结果，所以有地栗之称。荸荠皮色紫黑，肉质洁白，味甜多汁，清脆可口，自古有"地下雪梨"之美誉，北方人视之为"江南人参"。荸荠既可作为水果，又可算作蔬菜，是大众喜爱的时令之品。

对肠胃病患者的作用

荸荠含有丰富的纤维，能刺激肠胃蠕动，帮助排泄，减少肠道中废物和毒素的积聚。

营养与功效

荸荠中含的磷是根茎类蔬菜中最高的，能促进人体生长发育和维持生理功能的需要，对牙齿骨骼的发育有很大好处，同时可促进体内的糖、脂肪、蛋白质三大物质的代谢，调节酸碱平衡。英国在对荸荠的研究中发现了一种"荸荠英"，这种物质对金黄色葡萄球菌、大肠杆菌、产气杆菌及绿脓杆菌均有一定的抑制作用，对降低血压也有一定效果，还对癌肿有防治作用。荸荠是寒性食物，有清热泻火的良好功效。既可清热生津，又可补充营养，最宜用于发烧病人。它还具有凉血解毒、利尿通便、化湿祛痰、消食除胀等功效。

荸荠可治疗呼吸道疾病。在呼吸道传染病较多的季节，吃鲜荸荠有利于防治流脑、麻疹、百日咳及急性咽喉炎。

荸荠具有利肠通便和利尿排淋作用，含有粗蛋白、淀粉，能促进大肠蠕动，临床上常用于治疗热邪引起的食积痞满和大便燥结等；荸荠水煎液能利尿排淋，是尿道感染患者的食疗佳品。

✿ 营养师健康提示

荸荠不宜生吃。因为荸荠生长在泥中，外皮和内部都有可能附着较多的细菌和寄生虫，所以一定要洗净煮透后方可食用，而且煮熟的荸荠更甜。荸荠属于生冷食物，对脾胃虚寒和有血瘀的人来说不太适合。

✿ 选购

以深栗色或枣红色的为佳。

适用量

每次 10 个左右。

总热量

59 千卡（每 100 克可食部分）。

荸荠营养成分（每 100 克可食用部分）

名称	含量	名称	含量
碳水化合物	14.2 克	脂肪	0.2 克
蛋白质	1.2 克	纤维素	1.1 克
维生素 A	3.0 微克	维生素 C	7.0 毫克
维生素 E	0.65 毫克	胡萝卜素	20.0 微克
硫胺素	0.02 毫克	核黄素	0.02 毫克
烟酸	0.7 毫克	胆固醇	–
镁	12.0 毫克	钙	4.0 毫克
铁	0.6 毫克	锌	0.34 毫克
铜	0.07 毫克	锰	0.11 毫克
钾	306.0 毫克	磷	44.0 毫克
钠	15.7 毫克	硒	0.7 微克

呵护肠胃蔬菜类

竹笋

竹笋开胃助消化、清热化痰、利水消肿、润肠通便。

竹笋又名笋子、绿竹笋、竹芽、竹胎等，原产东亚。竹笋是竹竿的雏形，是供食的部分，脆嫩鲜美、营养丰富，深受人们的喜爱。我国食竹笋历史悠久。

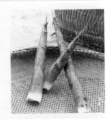

对肠胃病患者的作用

由于竹笋富含纤维素，能促进肠道蠕动、帮助消化、消除积食、防止便秘，故有一定排毒功效。

营养与功效

竹笋性味甘、寒，具有清热化痰、利水消肿、润肠通便等功用，据科学分析，它含糖、脂肪、蛋白质，还有胡萝卜素、维生素 A、维生素 B_1、维生素 B_2、维生素 C 以及磷、铁、钙、镁等微量元素。在竹笋的蛋白质中，至少含有 16～18 种不同氨基酸，特别是人体必要的赖氨酸、色氨酸、苏氨酸、丙氨酸等，都有一定的含量。竹笋还有丰富的纤维素，可以促进肠胃的蠕动，帮助消化，防止便秘，对浮肿、腹水、急性肾炎、喘咳、久泻、久痢和糖尿病等有一定疗效。

竹笋含有一种白色的含氮物质，构成了竹笋独有的清香，具有开胃、促进消化、增强食欲的作用，可用于治疗消化不良、脘痞纳呆之病症。竹笋具有低糖、低脂的特点，富含植物纤维，可降低体内多余脂肪，消痰化瘀滞，治疗高血压、高血脂、高血糖症，且对消化道癌肿及乳腺癌有一定的预防作用。人们一般都将竹笋视为"刮油去脂"之品，殊不知竹笋中植物蛋白、维生素及微量元素的含量均很高，有助于增强机体的免疫功能，提高防病抗病能力。

中医认为，竹笋味甘，性寒，无毒，具有消渴、利尿、化痰功用，适用于缓解浮肿、腹水、急性肾炎、喘咳、糖尿病等，其膳食纤维可延缓肠胃排空时间，使餐后血糖平稳，有辅助降糖的作用。

营养师健康提示

严重肾炎、尿道结石、胃痛出血、慢性肠炎、久泄滑脱者慎用。竹笋鲜嫩，不宜炒得过老，否则口感较差。儿童身体正在发育，不宜进食竹笋。

竹笋在食用前应该先用开水焯一下，祛除笋中的草酸。靠近笋尖的部位应该顺着切，下部应该横切，烹制易熟烂入味。鲜笋存放时不要剥壳。

选购

以长成弯曲牛角造型、色泽鲜明、笋壳光滑、笋尖金黄、笋头切口处毛细孔细密不粗糙的为佳。

适用量

每次 25 克。

总热量

19 千卡 (每 100 克可食部分)。

竹笋营养成分 (每 100 克可食用部分)

名称	含量	名称	含量
脂肪	0.1 克	蛋白质	4.1 克
碳水化合物	4.4 克	维生素 A	5 微克
维生素 B₁	0.05 毫克	维生素 B₂	0.11 毫克
维生素 B₆	0.13 毫克	维生素 C	5 毫克
维生素 E	0.7 毫克	维生素 K	2 微克
胡萝卜素	0.08 毫克	叶酸	63 微克
泛酸	0.63 毫克	烟酸	0.4 毫克
膳食纤维	2.8 克	钙	22 毫克
铁	2.4 毫克	磷	36 毫克
钾	587 毫克	钠	6 毫克
铜	0.15 毫克	镁	8 毫克
锌	0.43 毫克	硒	0.6 微克

呵护肠胃水果类

西瓜

西瓜清嗓喉、生津液、润肠胃，可防止高血压与肠胃病。

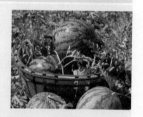

西瓜为葫芦科，西瓜属，一年生蔓性草本植物。全国各地均有栽培。夏季采收，洗净鲜用。表面平滑，皮色浓绿、浅绿、墨绿，常有各种条纹。瓤多汁而甜，深红、淡红、黄色或白色。果瓤含有丰富的矿物盐和多种维生素，是夏季主要的消暑果品。

对肠胃病患者的作用

西瓜还有清嗓喉、生津液、通肺腑、润肠胃等药用价值，尤其对于高血压、心脏病、肠胃病、痢疾、小儿厌食、便稀等患者，均有明显的效果。

营养与功效

性味甘淡、寒凉、无毒，入心、肺、脾、肾，具有消烦止渴、解暑清热、利水下气、解酒毒之功。主治口疮喉痹、口干烦躁、暑热、血痢、小便不利、黄疸水肿、中暑内热。西瓜瓤含有多种氨基酸、葡萄糖、苹果酸、番茄素及维生素 C 等多种成分。可解暑祛热、消炎降压、利尿、降血压、减少胆固醇在动脉壁上的沉积。现代研究表明，西瓜所含的葡萄糖、盐类和蛋白酶有治疗肾炎和降低血压的作用。常吃西瓜还可使头发秀美稠密。

西瓜中含有大量的水分，可以清热解暑、除烦止渴。西瓜中含有的糖、盐等成分，利尿的同时又能够消除肾脏炎症。西瓜蛋白酶能够将不溶性蛋白质转化为可溶的蛋白质。

药用价值方面，西瓜皮胜于西瓜，有解暑清热、止渴利尿作用。

营养师健康提示

西瓜是生冷之品，吃多了易伤脾胃，所以，脾胃虚寒、消化不良、大便溏泄者少食为宜，多食则会腹胀、腹泻、食欲下降，还会积寒助湿，导致疾病。一次食入西瓜过多，西瓜中的大量水分会冲淡胃液，引起消化不良和胃肠道抵抗力下降。妇女行经期间忌食。

冰冻西瓜还会伤及脾胃，影响胃液分泌而使食欲减退，造成消化不良。对消化功能减退的老人来说，吃冰冻西瓜易引起厌食、腹部胀痛、腹泻等胃肠道疾。

选购

以体形圆直、表皮光华、色泽橙红、无须根的为佳。

适用量

每次 200 克。

总热量

25 千卡（每 100 克可食部分）。

西瓜营养成分（每100克可食用部分）

名称	含量	名称	含量
蛋白质	0.6 克	钙	8 毫克
脂肪	0.1 克	磷	9 毫克
碳水化合物	5.8 克	钾	87 毫克
胆固醇	–	钠	3.2 毫克
膳食纤维	0.3 克	镁	8 毫克
维生素 A	75 微克	铁	0.3 毫克
维生素 B_1	0.02 毫克	锌	0.1 毫克
维生素 B_2	0.03 毫克	硒	0.17 微克
烟酸	0.2 毫克	铜	0.05 毫克
维生素 C	6 毫克	锰	0.05 毫克
维生素 E	0.1 毫克		

呵护肠胃水果类

杨梅

杨梅是生津止渴、和胃消食的水果。

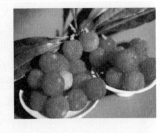

又名树梅、小杨梅、珠蓉、杨莓，属杨梅科杨梅属植物，是我国南方的特产果树。据记载，已有400多年种植历史。杨梅极似荔枝树，叶细而常青，色呈阴绿，果子如弹圆，色朱殷赤紫，味带酸甜，十分甘隽。杨梅果实初夏成熟，色泽艳丽、酸甜适口。

杨梅营养价值高，是天然的绿色保健食品，富含纤维素、矿物质元素、维生素和一定量的蛋白质、脂肪、果胶及8种对人体有益的氨基酸。杨梅生长在远离大城市的山区，极少或没有被大气污染，具有"绿色无公害水果"之美誉。

对肠胃病患者的作用

杨梅味甘酸、性温，具有生津止渴、和胃消食的功能，对于食后饱胀、饮食不消、胃阴不足、津伤口渴等症有较好的食疗效果。

营养与功效

性味酸、甘、温，无毒，入肺、脾、胃经，具有生津解渴、和胃止呕、运脾消食之功效，主治烦渴、吐泻、脘腹胀满、疼痛、食积不化等病症。果实治心胃气痛及吐泻；树皮能止血，治下痢，外用治刀伤出血、跌打伤、筋骨痛等。果实含糖类、蜡质、维生素类，树皮含杨梅树皮色素及杨梅树皮苷。现代医学研究表明，杨梅中含有多种维生素，其中以维生素 C 的含量最为丰富，此外，还含有葡萄糖、柠檬酸、乳酸、苹果酸、果糖及蜡质等物质，堪称为一种天然的固体饮料。

杨梅含有多种有机酸和大量维生素 C，能够直接参与体内糖的代谢与氧化还原，增强毛细血管的通透性，可降低血脂，组织癌细胞在体内生成。

杨梅能够开胃生津、消食解暑，阻止体内糖向脂肪转化，治疗痢疾腹痛。

营养师健康提示

杨梅味酸，不宜多食，多食则损齿损筋；溃疡病患者慎食。此外，其性温热，内热火旺体质亦不宜多食。

选购

挑选杨梅时要多留意颜色，过于黑红的杨梅或盛器有很深的红色水印，应尽量避免选购。

适用量

每次 40 克。

总热量

28 千卡（每 100 克可食部分）。

杨梅营养成分（每 100 克可食用部分）

名称	含量	名称	含量
脂肪	0.2 克	膳食纤维	1.0 克
蛋白质	0.8 克	钙	14 毫克
碳水化合物	6.7 克	铁	1.0 毫克
维生素 A	7 微克	磷	8 毫克
维生素 B₁	0.01 毫克	钾	149 毫克
维生素 B₂	0.05 毫克	钠	0.7 毫克
维生素 PP	0.3 毫克	铜	0.02 毫克
维生素 C	9 毫克	镁	10 毫克
维生素 E	0.81 毫克	锌	0.14 毫克
胡萝卜素	40 微克	硒	0.31 微克
视黄醇	—	锰	0.72 毫克
灰分	0.3 克		

呵护肠胃水果类

石榴

石榴生津止渴、涩肠止痢、预防高血压和冠心病。

又名安石榴、甜石榴、酸石榴，为石榴属石榴科植物，据传是汉代张骞出使西域带入我国的。石榴属浆果类，果实色泽艳丽，子粒晶莹，大而多汁，甜酸适中，全国各地均有栽培。石榴果实外形独特，皮内百子同房，子粒晶莹，酸甜可口，营养丰实。

对肠胃病患者的作用

其果实中富含石榴素、性温涩，既润燥又收敛，有非常高的药用价值，用于治疗肠胃病、高血压和冠心病。

营养与功效

性温，味甘或酸，入肺、肾、大肠经，有生津、止渴、涩肠、止泻功效。现代医学证明，石榴果实性味甘酸，涩温无毒，具有杀虫收敛、涩肠止痢等功效。适宜发热病人口舌干燥而渴者食用；适宜患有慢性腹泻、大便溏薄、肠滑久痢、妇女白带清稀频多之人食用；适宜夏天烦热口干、酒醉烦渴者食用；适宜口臭之人和扁桃体炎者食用。石榴具有生津化食、抗胃酸过多、软化血管、止泻、解毒、降温等多种功能，是一种既具有食用价值，又有药用价值的果中之王。果实含糖、酸，且含有高于苹果、梨两倍的维生素C和磷、铁、钙等矿物质，营养价值极高。石榴汁含有多种氨基酸和微量元素，有助消化、抗胃溃疡、软化血管、降血脂和血糖、降低胆固醇等多种功能。可防止冠心病心病、高血压，可达到健胃提神、增强食欲、益寿延年之功效，对饮酒过量者解酒有奇效。

石榴可以用来美化肌肤，脸色苍白的人可将石榴洗净后切成片涂抹于面部，待汁干后用清水洗净再敷以护肤品，可使皮肤红润起来。

石榴的果实、果皮、根及花均可作药。药用果实多用味酸者，有涩肠止血之功。果皮含鞣质、生物碱及熊果酸等，有明显的收敛和抑菌作用，为强力的治痢疾药。

营养师健康提示

糖尿病人忌食；患有急性盆腔炎、尿道炎以及感冒期间忌食石榴；肺气虚弱者忌食，有些肺病患者，如肺痿、矽肺、支气管哮喘、肺脓疡等病人，切忌多食；龋齿疼痛者忌食，石榴多食伤肺损齿。

选购

以个大、表面无伤痕、新鲜的为佳。

适用量

每次 40 克。

总热量

63 千卡（每 100 克可食部分）。

石榴营养成分（每 100 克可食用部分）

名称	含量	名称	含量
脂肪	0.2 克	膳食纤维	4.8 克
蛋白质	1.4 克	钙	9 毫克
碳水化合物	18.7 克	铁	0.3 毫克
维生素 A	–	磷	71 毫克
维生素 B_1	0.05 毫克	钾	231 毫克
维生素 B_2	0.03 毫克	钠	0.9 毫克
维生素 PP	–	铜	0.14 毫克
维生素 C	9 毫克	镁	16 毫克
维生素 E	4.91 毫克	锌	0.19 毫克
胡萝卜素	–	硒	–
视黄醇	–	锰	0.17 毫克
灰分	0.6 克		

呵护肠胃水果类

苹果

苹果能够美容养颜、健脾养胃、缓解便秘。

又名柰、频婆，为蔷薇科乔木植物苹果的成熟果实，原产于欧洲。苹果的种类很多，有红香蕉苹果、红富士苹果、黄香蕉苹果等。

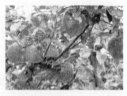

苹果是世界上栽种最多，产量最高的水果之一。苹果是营养丰富的大众化水果，苹果表面光洁，色泽鲜艳，清香宜人，味甘甜、略带酸味。

对肠胃病患者的作用

苹果含有丰富的鞣酸、苹果酸、有机酸、果胶和纤维素等物质，有收敛作用，其中的果胶和纤维素又有吸收细菌和毒素的作用，所以能利肠止泻。苹果中的有机酸和纤维素可促进肠蠕动，能使大便松软，便于排泄，因此食用苹果能促进通便。苹果能健脾胃，补中焦之气，促进消化和吸收。

现代医学证明，苹果能中和过剩胃酸，促进胆汁分泌，增加胆汁酸功能，对于脾胃虚弱、消化不良等病症有良好的治疗作用。

营养与功效

性凉，味甘，有润肺、健胃、生津、止渴、止泻、消食、顺气、醒酒之功效。现代医学认为其对高血压的防治有一定的作用。苹果中含有葡萄糖、果糖、蛋白质、脂肪、维生素C、维生素A、维生素E、磷、钙、锌及苹果酸、柠檬酸、酒石酸和钾、钠等。适宜慢性胃炎、消化不良、气滞不通者食用；适宜慢性腹泻、神经性结肠炎之人食用；适宜便秘、高血压、高脂血症和肥胖症患者食用，能防止胆固醇增高；适宜饮酒之后食用，可起到解酒效果；适宜癌症患者、贫血之人和维生素C缺乏者食用。

苹果主要含碳水化合物，其中大部分是糖，还含有鞣酸、有机酸、果胶、纤维素、B族维生素、维生素C及微量元素。中老年人常吃苹果有好处，不仅能止泻，对高血压病也有显著的预防效果。苹果具有预防癌症的特殊作用，苹果中含有大量的纤维素，常吃苹果，可以使肠道内胆固醇含量减少，粪便量增多，缩短排便时间，能够减少直肠癌的发生。

苹果中的钾，能与体内过剩的钠结合，使之排出体外，所以，食入过多盐分时，可多吃苹果以解除。

营养师健康提示

脾胃虚寒、腹痛腹泻者不宜多吃，患有糖尿病者忌食。

选购

光亮带白粉、外表苍老的为优质苹果。以个大适中、果皮薄细、光泽鲜艳、果肉脆嫩、汁多味香甜、无虫眼及损伤的为佳。

适用量

每次1个。

总热量

52千卡（每100克可食部分）。

苹果营养成分（每100克可食用部分）

名称	含量	名称	含量
蛋白质	0.4克	维生素E	0.21毫克
脂肪	0.1克	钙	2毫克
碳水化合物	14.3克	磷	4毫克
胆固醇	–	钾	–
膳食纤维	0.8克	钠	2.3毫克
维生素A	10微克	镁	3毫克
胡萝卜素	10微克	铁	0.2毫克
维生素B_1	–	锌	0.02毫克
维生素B_2	–	硒	2.31微克
烟酸	–	铜	0.05毫克
维生素C	1.0毫克	锰	0.01毫克

呵护肠胃水果类

猕猴桃

猕猴桃养胃护胃、清热
利尿、解热止痛。

猕猴桃又叫奇异
果，很多人以为是新
西兰特产，其实它的
祖籍是中国，因猕猴
喜食而得名，一个世
纪以前才引入新西兰。

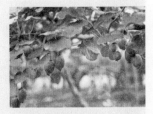

猕猴桃的病虫害少，一般无需使用农药，是极
少数没有农药污染的无公害果品之一，这是维护人
体健康的最佳保证。

对肠胃病患者的作用

关于猕猴桃的药用价值，中国历代医书均有
记载，认为它能调中下气，具有止渴健胃、清热利
尿、润燥通便、增强人体免疫力的作用，适用于消
化不良、食欲不振、呕吐及维生素缺乏等症。

营养与功效

猕猴桃性寒，味甘、酸，具有清热利尿、解热
止痛、滋补强身、通淋下石、生津润燥和健脾止泻
等功效，适用于烦热咽干、暑热消渴，也可用于防
治癌症、高血压、心脏病等，是不可多得的食疗

佳品。因其营养丰富、清香可口，故有"水果之王""中华圣果"之美誉。猕猴桃柔软多汁、酸甜可口、营养丰富，含有蛋白质、脂肪、糖类、钙、磷、铁等营养成分，此外还含有人体所必需的12种氨基酸。维生素C的含量是苹果的19～33倍，是梨的22～139倍。近代医学研究表明，常食猕猴桃，有降低胆固醇及甘油三酯的作用，对高血压、高血脂、肝炎、冠心病、尿道结石有预防和辅助治疗作用。

营养师健康提示

猕猴桃性质寒凉，脾胃功能较弱的人食用过多，会导致腹痛腹泻。

由于猕猴桃中维生素C的含量颇高，易与奶制品中的蛋白质凝结成块，不但影响消化吸收，还会使人出现腹胀、腹痛、腹泻，故食用猕猴桃后一定不要马上喝牛奶或食用其他乳制品。

选购

要选择果实饱满、绒毛尚未脱落的果实，过于软的果实不要买。

适用量

每日200克。

总热量

56千卡（每100克可食部分）。

猕猴桃营养成分（每 100 克可食用部分）

名称	含量	名称	含量
蛋白质	0.8 克	维生素 E	2.43 毫克
脂肪	0.6 克	钙	27 毫克
碳水化合物	14.5 克	磷	26 毫克
胆固醇	—	钾	144 毫克
膳食纤维	2.6 克	钠	10 毫克
维生素 A	22 微克	镁	12 毫克
胡萝卜素	130 微克	铁	1.2 毫克
维生素 B_1	0.05 毫克	锌	0.57 毫克
维生素 B_2	0.02 毫克	硒	0.28 微克
烟酸	0.3 毫克	铜	1.87 毫克
维生素 C	62 毫克	锰	0.73 毫克

呵护肠胃水果类

香蕉

香蕉是一种杀菌解毒、防止便秘的"开心水果"。

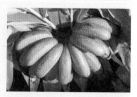

香蕉别名蕉子、甘蕉、大蕉、粉蕉，是芭蕉科多年生常绿大型草本果树的果实，原产于亚洲东南部。据古籍记载，我国香蕉栽培有 2000 多年的历史，是世界上香蕉栽培史上最悠久的国家之一。香蕉含有丰富的蛋白质、糖、钾、磷、维生素 A 和维生素 E 以及膳食纤维。含有泛酸等成分，能够使人在食用后身心舒畅，变得开心，所以香蕉又被称为"开心水果"。

对肠胃病患者的作用

香蕉可以通便利尿，防止便秘，是相当好的营养水果。

营养与功效

香蕉是人们喜爱的水果之一，盛产于热带、亚热带地区，欧洲人因为它能解除忧郁而称它为"快乐水果"，而且它还是女孩子们钟爱的减肥佳果。香蕉营养高、热量低，含有称为"智慧之盐"的磷，又有丰富的蛋白质、糖、钾、维生素 A 和维生素 C，同时含很丰富的纤维。

高血压患者应该多吃香蕉。国外研究发现，连续一周每天吃两个香蕉，可使血压降低 10%，这样的降压效果相当于降压药日服用量所产生的效果的 50%。

营养师健康提示

香蕉含易为婴儿吸收的果糖，对于水泻不止的乳糖酶缺乏儿，可作为主食喂养。因其含有多量的钾，故胃酸过多、胃痛、消化不良、肾功能不全者慎用。

香蕉营养价值高，但是并非人人适宜吃。营养师说，香蕉含钾高，患有急慢性肾炎、肾功能不全者，都不适合多吃，建议这些病人如果每天吃香蕉的话，以半根为限。此外，香蕉糖分高，一根香蕉约含 120 卡路里热量（相等于半碗白饭），患糖尿病者也必须注意吸取的分量不能多。

将两根香蕉连皮放在火上烤，然后趁热吃，可改善痔疮及便血；手足因寒冷出现皲裂现象，可将香蕉皮内面擦拭患处，连续几天后，可使皮肤滑润起来；对肺燥、干咳无痰、口鼻干燥的人，可用 3 根香蕉去皮切段，加冰糖和一碗清水，隔水炖一小时，然后连渣吃下，可滋润祛燥。

选购

以没有色斑、呈鲜黄色的为佳。

适用量

每次 1~2 根。

总热量

91 千卡（每 100 克可食部分）。

香蕉营养成分（每 100 克可食用部分）

名称	含量	名称	含量
脂肪	0.2 克	灰分	0.6 克
蛋白质	1.4 克	膳食纤维	1.2 克
碳水化合物	22.0 克	钙	7 毫克
维生素 A	10 微克	铁	0.4 毫克
维生素 B$_1$	0.02 毫克	磷	28 毫克
维生素 B$_2$	0.04 毫克	钾	256 毫克
维生素 C	8 毫克	钠	0.8 毫克
维生素 D	–	铜	0.14 毫克
维生素 E	0.24 毫克	镁	43 毫克
维生素 PP	0.7 毫克	锰	0.658 毫克
胡萝卜素	60 微克	锌	0.18 毫克
视黄醇	未测定	硒	0.87 微克

呵护肠胃水果类

柚子

柚子消食健胃、生津止渴、化痰止咳、减肥美容。

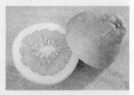

柚子又名朱栾、雷柚、气柑、文旦等，为芸香科植物常绿果树柚树的成熟果实。广东等南方地区的水果，以广东沙田柚为上品。它味道酸甜，略带苦味，含有丰富的维生素 C 及大量其他营养成分，是医学界公认的最具食疗效益的水果。

对肠胃病患者的作用

《本草纲目》中有记载，柚子可"饮食，去肠胃中恶气，解酒毒，治饮酒人口气、不思食口淡、化痰止咳"。柚子具有消食健胃、生津止渴、化痰止咳、润肠通便之功效。柚子皮顺气、去油解腻，是清火的上品。

营养与功效

柚子味甘、酸，性寒，有健胃化食、下气消痰、轻身悦色、生津止渴、润肠通便之功效。现代医药学研究发现，柚肉中含有非常丰富的维生素 C 以及类胰岛素等成分，故有降血糖、降血脂、减肥、美肤养容等功效。经常食用，对高血压、糖尿病、血管硬化等疾病有辅助治疗作用，对肥胖者有健体养颜功能。柚子还可促进伤口愈合，对败血症等有良好的辅助疗效。柚子含有生理活性物质皮苷，可降低血液的黏滞度，减少血栓的形成，故而对脑血管疾病，如脑血栓、中风等也有较好的预防作用。而鲜柚肉由于含有类似胰岛素的成分，更是糖尿病患者的理想食品。

柚子的果皮及果肉里含有大量的果胶，果胶是一种水溶性纤维，不仅能够降低低密度脂蛋白胆固醇即"坏胆固醇"的水平，而且能够保护动脉壁，减少心血管疾病发生的可能。

柚子不但营养价值高，而且还具有健胃、润肺、补血、清肠、利便等功效，可促进伤口愈合，对败血病等有良好的辅助疗效。此外，由于柚子含有生理活性物质皮苷，所以可降低血液的黏滞度，减少血栓的形成，故而对脑血管疾病，如脑血栓、中风等也有较好的预防作用。柚子中含有钾却几乎不含钠，是肾脏病患者及心脑血管病患者的最佳食疗水果。

营养师健康提示

太苦的柚子不宜吃。凡气虚体弱之人不宜多食，患有糖尿病者忌食。因其性寒，故脾虚便溏者、身体虚寒者不宜多吃。

选购

选择底部比较宽且入手沉重，果实较大且外皮较薄的优质品。

适用量

每次 1 大瓣（50 克）。

总热量

41 千卡（每 100 克可食部分）。

柚子营养成分（每 100 克可食用部分）

名称	含量	名称	含量
蛋白质	0.8 克	胡萝卜素	10 毫克
脂肪	0.2 克	钙	4 毫克
碳水化合物	9.5 克	磷	24 毫克
水分	89 克	钾	119 毫克
胆固醇	–	钠	3 毫克
维生素 A	2 毫克	镁	4 毫克
维生素 B_1	–	铁	0.3 毫克
维生素 B_2	0.03 毫克	锌	0.4 毫克
维生素 PP	0.3 毫克	硒	0.7 毫克
维生素 C	23 毫克	铜	0.18 毫克
膳食纤维	0.4 克	锰	0.08 毫克

呵护肠胃水果类

山楂

山楂健脾开胃、消食导滞，可治疗消化不良。

山楂又名山里红、胭脂果、红果、酸楂，为蔷薇科，属植物山楂或野山楂的果实。山楂树为我国特有的果树，已有3000多年的栽培历史，主产于山东、河南、江苏、浙江等地。

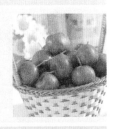

对肠胃病患者的作用

能健脾开胃、消食导滞，尤其对痛症患者食欲不振，消化不良者更有益处。

山楂可用来治疗饮食积滞、胸腹胀满、疝气、闭经、血瘀等症。中药中"山楂丸"治疗儿童食欲不振，消除肠胃积食非常有效。

营养与功效

味酸、甘，性微温，入脾、胃、肝经。中医认为，山楂具有消积化滞、收敛止痢、活血化瘀、化痰行气等功效，用于肉食积滞、脘腹痞满、饮食不化、泄泻痢疾、小儿乳食积滞等症。山楂片含多种维生素、酒石酸、柠檬酸、山楂酸、苹果酸等，还含有黄铜类、内酯、糖类、蛋白质、脂肪和钙、磷、铁等矿物质，所含的解脂酶能促进脂肪类食物的消化。山楂有促进胃液分泌和增加胃内酶素等功能。山楂中含有山萜类及黄铜类等药物成分，具有显著的扩张血管及降压作用，有增强心肌、抗心律不齐、调节血脂及胆固醇含量的功能。凡伤食后引起的腹满饱胀，尤其是肉类食积不化、上腹疼痛，最为适宜；适宜中老年心血臀疾病的患者食用，包括老年心脏衰弱、高血压、冠心病、心绞痛、高脂血症、阵发性心动过速等；适宜各种癌症患者食用；适宜妇女月经过期不来或产后瘀血腹痛、恶露不尽者食用；适宜细菌性痢疾、肠炎者食用；适宜小儿乳食积滞者食用。此外还适宜肥胖症、坏血病（维生素 C 缺乏症）、病毒性肝炎、脂肪肝、急慢性肾炎、绦虫病患者食用。

营养师健康提示

胃酸过多、消化性溃疡忌服用。健康的人食用山楂也应有所节制。凡脾胃虚弱者忌食山楂；患有龋齿者，不宜多食山楂；服用人参或西洋参期间，忌食山楂；糖尿病人忌食。

妊娠妇女，患习惯性流产和先兆流产者，禁忌食用山楂，免得伤胎堕胎。

选购

挑选果形整齐端正、无畸形、果实个大且均

匀，果皮新鲜红艳、有光泽、无皱缩，没有干疤虫眼或外伤，并具有清新的酸甜滋味的优质品。而皮色青暗、没有光泽，表面皱缩、有虫眼、干疤或破皮，果肉干硬或散软，尽量不要购买。

适用量

每次 10 ～ 30 克。

总热量

95 千卡（每 100 克可食部分）。

山楂营养成分（每 100 克可食用部分）

名称	含量	名称	含量
蛋白质	0.5 克	钙	52 毫克
脂肪	0.6 克	磷	24 毫克
碳水化合物	25.1 克	钾	299 毫克
胆固醇	—	钠	5.4 毫克
膳食纤维	3.1 克	镁	19 毫克
维生素 A	17 微克 RE	铁	0.9 毫克
胡萝卜素	100 微克	锌	0.28 毫克
维生素 B₁	0.02 毫克	硒	1.22 微克
维生素 B₂	0.02 毫克	铜	0.11 毫克
维生素 C	53 毫克	锰	0.24 毫克
维生素 E	2.12 毫克		

呵护肠胃水果类

大枣

大枣补血养颜、增强食欲，可预防高血脂和高血压。

又名红枣、干枣、美枣、良枣，为鼠李科枣属落叶小乔木枣的成熟果实。鲜枣置阳光下晒干，此时颜色渐变深红，有光泽，即为红枣， 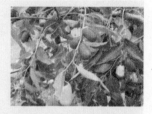 又称大枣。红枣既是果实也是药品，自古以来就与桃李梅杏并称为"五果"，而红枣含有丰富的营养成分，含有大量的维生素 C 与维生素 P，又被称作"五果之王"。

对肠胃病患者的作用

凡有湿痰、积滞、齿病、虫病者，则忌吃枣。大枣与葱同食则令人五脏不和，与鱼同食则令腰腹作痛。糖尿病患者切忌多食。

营养与功效

性平，味甘，入脾、胃、心经，可补脾和胃、益气生津、养血安神、解药毒，主治胃虚食少、脾弱便溏、倦怠乏力等病症。大枣中含有丰富的植物蛋白、多糖、多种微量元素和人体必需微量元素，有保护肝脏、增强肌力、延缓衰老等作用。

大枣中含有丰富的维生素C，被称为"鲜活的维生素C丸"，能够使体内的胆固醇转变为胆汁酸，降低血清胆固醇和甘油三酯水平，保护血管，同时增强人体抵抗力。

大枣能够促进白细胞生成，降低血清胆固醇，提高血清白蛋白，保护肝脏。

大枣能提高人体免疫力，并可抑制癌细胞。药理研究发现，大枣能促进白细胞的生成，降低血清胆固醇，提高血清白蛋白，保护肝脏。大枣中还含有抑制癌细胞成分，甚至可使癌细胞向正常细胞转化。

大枣中富含钙和铁，它们对防治骨质疏松、贫血有重要作用。大枣对于大病初愈、病后体虚的人有良好的滋补作用。它所含的芦丁，是一种使血管软化，从而使血压降低的物质，对高血压病有防治功效。大枣还可以抗过敏、除腥臭怪味、宁心安神、益智健脑、增强食欲。

🍃 营养师健康提示

中医中药理论认为，大枣具有补虚益气、养血安神、健脾和胃等作用，是脾胃虚弱、气血不足、倦怠无力患者良好的保健营养品。

选购

以果大而圆、肉厚核小、甜味浓、干燥、色紫红的为佳。

适用量

每次 10 ～ 30 克。

总热量

122 千卡（每 100 克可食部分）。

大枣营养成分（每 100 克可食用部分）

名称	含量	名称	含量
蛋白质	1.1 克	脂肪	0.3 克
碳水化合物	30.5 克	胆固醇	－
膳食纤维	1.9 克	维生素 A	40 微克 RE
胡萝卜素	240 微克	维生素 B_1	0.06 毫克
维生素 B_2	0.09 毫克	烟酸	0.9 毫克
维生素 C	243 毫克	维生素 E	0.78 毫克
钙	22 毫克	磷	23 毫克
钾	375 毫克	钠	1.2 毫克
镁	25 毫克	铁	1.2 毫克
锌	1.52 毫克	硒	0.80 微克
铜	0.06 毫克	锰	0.32 毫克

呵护肠胃水果类

桃子

桃子促进消化液分泌，增强肠胃蠕动，可预防血管疾病。

人们总是把桃作为福寿祥瑞的象征，在民间素有"寿桃""仙桃"的美称。在果品中，桃以其果形美观、肉质甜美被称为"天下第一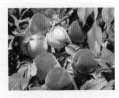果"。桃的种类很多，有水蜜桃、肥城桃、白桃、蟠桃和雪桃等，其中尤以肥城桃和深州蜜桃驰名天下，堪称"群桃之冠"。

人们常说鲜桃养人，主要是因桃子性味平和，营养价值高。桃中除了含有多种维生素和果酸以及钙、磷等矿物质外，它的含铁量为苹果和梨的4～6倍。

对肠胃病患者的作用

桃子含较多的有机酸和纤维素，能促进消化液的分泌、增加胃肠蠕动，从而起到排毒的作用。

营养与功效

桃有补益气血、养阴生津的作用，可用于大病之后气血亏虚、面黄肌瘦、心悸气短者。桃的含铁量较高，是缺铁性贫血病人的理想辅助食物。桃含钾多含钠少，适合水肿病人食用。中医认为，桃子味甘、酸，性温，有生津润肠、活血消积、丰肌美肤作用。可用于强身健体、益肤悦色及治疗体瘦肤干、月经不调、虚寒喘咳等诸症。《随息居饮食谱》中说桃子："补血活血，生津涤热，令人肥健，好颜色。"现代医学研究发现，桃子含有较高的糖分，有使人肥美及改善皮肤弹性，使皮肤红润等作用。对于瘦弱者，常吃桃子有强壮身体、丰肌美肤作用。身体瘦弱、阳虚肾亏者，可用鲜桃数个，同米煮粥食，常服有丰肌悦色作用。

桃仁有去血管栓塞的作用，所以可用于血管栓塞引起的半身不遂。临床上常用于闭经不通、月经痛、血压过高、慢性阑尾炎和跌打伤引起的瘀血肿痛等症状。

营养师健康提示

未成熟的桃子、烂的桃子不要吃。成熟的桃子也不宜吃过多，否则会上火。胃肠功能不良者及老人、小孩均不宜多吃。桃子含糖量高，糖尿病人应慎食。桃子不能够与甲鱼同食。

选购

最好购买表面有绒毛、颜色不太鲜亮的桃子。

适用量

每次1个。

总热量

48千卡（每100克可食部分）。

桃子营养成分（每100克可食用部分）

名称	含量	名称	含量
碳水化合物	12.2 克	脂肪	0.1 克
蛋白质	0.9 克	纤维素	1.3 克
维生素 A	3.0 微克	维生素 C	7.0 毫克
维生素 E	1.54 毫克	胡萝卜素	20.0 微克
硫胺素	0.01 毫克	核黄素	0.03 毫克
烟酸	0.7 毫克	胆固醇	—
镁	7.0 毫克	钙	6.0 毫克
铁	0.8 毫克	锌	0.34 毫克
铜	0.05 毫克	锰	0.07 毫克
钾	166.0 毫克	磷	20.0 毫克
钠	5.7 毫克	硒	0.24 微克

呵护肠胃水果类

葡萄

葡萄清除体内垃圾、促进消化，可防治心血管疾病。

又名蒲桃、草龙珠，为葡萄科植物。原产西亚，据说是汉朝张骞出使西域时经丝绸之路带入我国的，已有 2000 年的栽培历史。葡萄的含糖量很高，此外它还含有多种矿物质、维生素及多种具有生理功能的物质。葡萄酒含钾量也相当丰富。

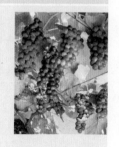

对肠胃病患者的作用

能帮助肠内黏液组成，清除肝、肠、胃、肾的垃圾。

营养与功效

中医认为，葡萄味甘微酸、性平，具有补肝肾、益气血、开胃力、生津液和利小便之功效。现代医学研究发现，葡萄含糖量高达 10% ～ 30%，以葡萄糖为主。葡萄中的多量果酸有助于消化，适当多吃些葡萄，能健脾和胃。葡萄中含有矿物质钙、钾、磷、铁以及多种维生素 B_1、维生素 B_2、维生素 B_6、维生素 C 和维生素 P 等，还含有多种人体所需的氨基酸，常食葡萄对神经衰弱、疲劳过度者大有裨益。

葡萄皮中含有一种有益的抗癌物质，可以防止健康细胞癌变，并能防止癌细胞扩散。葡萄皮中富含一种多羟基酚类化合物——白藜芦醇，具有降血脂、抗血栓、预防动脉硬化、增强免疫能力等作用，还有一种重要物质——单宁，具有抗过敏、延缓衰老、增强免疫和预防心脑血管疾病的功效。葡萄皮中还含有花青素，具有强抗氧化、减轻肝功能障碍、保护心血管等功能。

葡萄中含大量酒石酸，有帮助消化的作用，适当多吃些葡萄能健脾胃，对人体裨益甚大。

葡萄中所含的多酚类物质是天然的自由基清除剂，具有很强的抗氧化活性，可以有效降低肝脏细胞的功能，抵御或减少自由基对于它们的伤害，多酚类物质还能够与细菌、病毒中的蛋白质结合，使其失去致病能力。葡萄含铁量较高，对缺铁性贫血者，食用葡萄干大有裨益，是治疗的辅助措施。

营养师健康提示

吃葡萄后不能立刻喝水，否则很容易发生腹泻。吃葡萄应尽量连皮一起吃，因为葡萄的很多营养成分都存在于皮中，葡萄汁的功能和吐掉的葡萄皮比起来，可谓逊之千里，因此，"吃葡萄不吐葡萄皮"是有道理的。

🖐 选购

果穗大、果粒饱满、果粒稀疏、新鲜、外有白霜、果粒颜色较深、味甜的最佳。

🖐 适用量

每天 100 克。

🖐 总热量

43 千卡（每 100 克可食部分）。

葡萄营养成分（每 100 克可食用部分）			
名称	**含量**	**名称**	**含量**
蛋白质	0.3 克	脂肪	0.4 克
碳水化合物	10.2 克	膳食纤维	1.8 克
钙	11 毫克	铁	0.2 毫克
磷	7 毫克	钾	124 毫克
钠	0.5 毫克	铜	0.1 毫克
镁	6 毫克	锌	0.02 毫克
硒	0.5 微克	维生素 B_1	0.05 毫克
维生素 B_2	0.03 毫克	维生素 B_6	0.04 毫克
维生素 C	4 毫克	维生素 E	0.34 毫克
胡萝卜素	0.13 毫克	泛酸	0.1 毫克
烟酸	0.2 毫克	维生素 A	5 微克
叶酸	4 微克	生物素	44 微克

呵护肠胃菌类

蘑菇

蘑菇抗菌抗癌、健胃开脾、促进排毒、防止便秘。

又名口蘑、白蘑菇、洋蘑菇等，是黑伞科植物蘑菇的子实体，味鲜可口，是居家及筵席上的珍品。西方人称为"上帝的食品"，是国际上公认的"保健食品""增智食品"。蘑菇味道鲜美，口感细腻软滑，可炒食可凉拌。

对肠胃病患者的作用

蘑菇被世人公认为是高蛋白、低脂肪、低热量、高维生素的保健食品。含有蛋白质、脂肪、钙、磷、铁、碘、铜、锌、钾、镁等营养成分，性平味甘，具有补气益胃和润燥透疹等功效，其中所含的氨基酸和维生素还有抗菌、抗癌作用和健脾开胃的功能，可以增加食欲。

营养与功效

蘑菇性味甘凉，归肺、胃经，具有理气开胃、补脾益气、化痰、降血脂的功效，对高血脂、高胆固醇、肥胖症具有良好的食疗功效。蘑菇适合于脾胃虚弱、饮食不香、胃胀不失、肺虚咳嗽、痰多黄稠及慢性肝炎等病。现代研究发现，蘑菇还具有防癌抗癌的功效。蘑菇中含有广谱抗菌素，具有消炎的作用，还可治疗感冒；对金黄色葡萄球菌、伤寒杆菌、大肠杆菌，有抑制作用。

蘑菇是补硒的佳品，蘑菇汤入腹数小时后，血液中的硒含量和血红蛋白数量就会增加，血液中谷胱甘肽过氧化镁的活性则显著增强，能够防止过氧化物损害机体，降低因缺硒引起的血压升高和血黏度增加，调节甲状腺的工作，提高免疫力。

蘑菇中含有大量的植物纤维，具有防止便秘、促进排毒、预防糖尿病及大肠癌、降低胆固醇含量的作用，是理想的减肥美容的食品。

营养师健康提示

蘑菇宜配肉菜食用，制作菜肴不要放味精或鸡精。气滞者慎食。

蘑菇宜食新鲜的，食用袋装蘑菇前需要漂洗多遍以去除化学物质。

选购

以蘑菇完整、菌伞未开、菌柄与菌伞颜色一致、坚实肥厚、质地细嫩、清香味鲜的为佳。

适用量

每次 30 克。

总热量

242千卡（每100克可食部分）。

蘑菇营养成分（每100克可食用部分）

名称	含量	名称	含量
脂肪	3.3克	膳食纤维	17.2克
蛋白质	38.7克	钙	169毫克
碳水化合物	31.6克	铁	19.4毫克
维生素A	–	磷	1655毫克
维生素B$_1$	0.07毫克	钾	3106毫克
维生素B$_2$	0.08毫克	钠	5.2毫克
维生素PP	44.3毫克	铜	5.88毫克
维生素C	–	镁	167毫克
维生素E	4.91毫克	锌	9.04毫克
胡萝卜素		硒	–
视黄醇	–	锰	5.96毫克
灰分	17.2克		

呵护肠胃菌类

香菇

香菇促进肠胃蠕动，清理人体肠胃毒素。

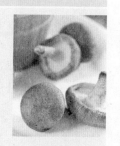

香菇系真菌门，担子菌纲，口蘑科，香菇属。子实体伞状，半肉质至革质，是一种生长在木材上的真菌类，是世界著名的食用菌。香菇按其外形可分为花菇、厚菇、薄菇和菇丁四种。香菇营养丰富，味道鲜美，被视为"菇中之王"。

对肠胃病患者的作用

香菇含有丰富的纤维素，能促进肠胃蠕动，不仅可减少肠道对胆固醇的吸收，而且可防止便秘。还能清理人体肠胃毒素，增强人体免疫功能，从而达到健康。

营养与功效

味甘，性平，入肝、胃经，可益气补虚，健脾养胃，托痘毒。《日用草本》记述，香菇"益气不饥，治风破血"，有补气益胃、增智健脑、降脂减肥、防癌抗癌、延年益寿等功能，适用于体质虚弱、久病气虚、气短乏力、饮食不香、小便频数、痘症等。香菇益气不饥，治风破血，益胃助食，治头痛、头晕、感冒。香菇含有双链核糖核酸，能诱导产生干扰素，抑制病毒生长；含有的腺嘌呤和胆碱，对肝硬化亦有预防作用；还有一定的降血压、降血脂作用。香菇营养丰富，含有18种氨基酸，7种为人体所必需。所含麦角甾醇，可转变为维生素D，有增强人体抗疾病和预防感冒的功效；香菇多糖有抗肿瘤作用；腺嘌呤和胆碱可预防肝硬化和血管硬化；酪氨酸氧化酶有降低血压的功效；香菇具有调节人体新陈代谢、帮助消化、降低血压、减少胆固醇、预防肝硬变、消除胆结石、防治佝偻病等功效。

营养师健康提示

香菇性极滞濡，中寒与滞者，不宜食用。还应注意，痧痘后忌食。

选购

以体圆齐正、菌伞肥厚、盖面平滑、质干不碎，手捏菌柄有坚硬感，放开后菌伞随即膨松如故，色泽黄褐，菌伞下面的褶褶要紧密细白，菌柄要短而粗壮，远闻有香气，无焦片、雨淋片、霉蛀和碎屑的为佳。

适用量

每次 4～8 朵。

总热量

19 千卡（每 100 克可食部分）。

香菇营养成分（每 100 克可食用部分）

名称	含量	名称	含量
脂肪	0.3 克	钙	2 毫克
蛋白质	2.2 克	磷	53 毫克
碳水化合物	5.2 克	钾	20 毫克
膳食纤维	3.3 克	钠	1.4 毫克
维生素 B_2	0.08 毫克	镁	11 毫克
维生素 C	1 毫克	锌	0.66 毫克
维生素 D	440 微克	硒	2.58 微克
维生素 E	11.34 毫克	铜	0.12 毫克
维生素 P	–	锰	0.25 毫克
维生素 K	320 微克	硒	2.58 微克
胡萝卜素	0.1 毫克		

呵护肠胃菌类

黑木耳

黑木耳滋阴润燥、养胃
润肠、治疗慢性胃炎。

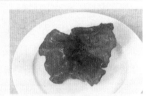

黑木耳是木耳的一种，因其生长在朽木上，形似人的耳朵，色黑或褐黑，故名黑木耳，又名木菌、树鸡。本品既可食用，又可入药，是药食兼用之品。黑木耳源于木耳科真菌木耳、毛木耳或皱木耳的子实体，多寄生在桑、栎、榆、杨、槐树等枯朽的枝干上，原为野生，现多为人工培植。

对肠胃病患者的作用

黑木耳滋阴润燥和养胃润肠，适合于慢性胃炎。

营养与功效

黑木耳性平味甘，具有补气益智、滋养强壮、补血活血、凉血止血等功效，适用于高血压、崩中漏下、贫血、失眠、慢性胃炎等多种疾病，也是健康人常食的滋补品。黑木耳是一种家庭佳蔬，可汤可菜，味纯鲜美，营养十分丰富，深受人们的喜爱。黑木耳含丰富的蛋白质、矿物质和维生素，其中蛋白质不仅含量高，而且容易被人体吸收，又含有 8 种人体必需的氨基酸，这是其他蔬菜、水果都无法相比的。

黑木耳中所含的蛋白质、脂肪、糖类，不仅是人体必需的营养成分，也是美容的物质基础。其胡萝卜素进入人体后，转变成维生素 A，有润泽皮肤毛发的作用。黑木耳加水或牛奶调成糊状，敷脸面，10～15 分钟后用温水洗净，可营养皮肤，保持皮肤光洁柔滑，减少皱纹，消退斑点。

黑木耳营养价值较高，味道鲜美，蛋白质含量甚高，被称为"素中之荤"，是一种营养颇丰的食品，既可做菜肴甜食，还可防治高血脂，可谓药食兼优。黑木耳中的胶质，还可将残留在人体消化系统内的灰尘杂质吸附聚集，排出体外，起清涤肠胃作用。

医学研究证明，黑木耳具有抗血小板聚集、降低血脂、防止胆固醇沉积和抗脂质过氧化的作用，能够延年益寿。

营养师健康提示

脾虚消化不良或大便稀烂者忌用；对本品及与其相类似真菌过敏者均忌服。

选购

选用色泽黑褐、质地柔软的。

适用量

每次约 15 克。

总热量

21 千卡（每 100 克可食部分）。

黑木耳营养成分（每 100 克可食用部分）

名称	含量	名称	含量
脂肪	1.2 克	叶酸	87 微克
蛋白质	12.4 克	泛酸	1.14 毫克
碳水化合物	36.2 克	烟酸	2.5 毫克
维生素 A	17 微克	膳食纤维	33.4 克
维生素 B_1	0.17 毫克	钙	295 毫克
维生素 B_2	0.44 毫克	铁	11.9 毫克
维生素 B_6	0.1 毫克	磷	292 毫克
维生素 B_{12}	4 微克	钾	773 毫克
维生素 C	5 毫克	钠	7.1 毫克
维生素 D	440 微克	铜	0.32 毫克
维生素 E	11.34 毫克	镁	152 毫克
维生素 P	–	锌	1.66 毫克
维生素 K	320 微克	硒	3.72 微克
胡萝卜素	0.1 毫克		

呵护肠胃菌类

金针菇

金针菇促进肠胃蠕动、排出体内垃圾。

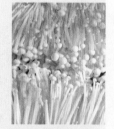

金针菇又称金菇，是菌体细长，丛生簇状的食用菌。因为金针菇有益智之功效，又被称为增智菇。金针菇的子实体丛生，菌肉色白，按子实颜色可分为浓色品系和浅色品系。金针菇不仅味道鲜美，而且营养丰富。研究又表明，金针菇内所含的一种物质具有很好的抗癌作用。金针菇既是一种美味食品，又是较好的保健食品，在作为食材时，是凉拌菜和火锅的上好食材，其营养丰富，清香扑鼻而且味道鲜美，深受大众的喜爱。

对肠胃病患者的作用

金针菇能促进胃肠道蠕动，将体内废物及时排出体外。

营养与功效

金针菇富含赖氨酸和锌，有利于促进儿童智力的发育，还能有效地增强机体的生物活性，促进新陈代谢，加速营养素的吸收和利用；能有效预防和治疗肝部疾病和胃肠道溃疡，同时还有抵抗疲劳、抗菌消炎、预防重金属盐中毒等功能。金针菇中含有的朴菇素，对艾氏腹水癌细胞等有明显的抑制作用。研究发现，金针菇含有一种蛋白，可预防哮喘、鼻炎、湿疹等过敏症，也可提高免疫力，对抗病毒感染及癌症。

金针菇能够抑制血脂升高、降低胆固醇，防止心脑血管疾病，是高血脂患者的理想食品。

营养师健康提示

高血压患者、肥胖者、气血不足的老人和儿童都宜食用。金针菇有抑制血脂的升高、降低胆固醇和防治心血管疾病的作用，营养十分丰富，但是脾胃虚寒者不宜过多食用。

患有红斑狼疮或关节炎的病人最好不要常吃金针菇，因为吃了金针菇，病情会加重。多吃金针菇，可以起到增强免疫力的作用，不过吃的时候应避免过度烹煮，凉拌或涮火锅都是较好的吃法。注意一次不要吃太多，因为菇类中含有高纤维，吃多了可能导致腹泻。

选购

要选择新鲜、干净、颜色金黄的食用。

🍃 适用量

每次 30 克。

🍃 总热量

26 千卡（每 100 克可食部分）。

金针菇营养成分（每 100 克可食用部分）

名称	含量	名称	含量
脂肪	0.4 克	膳食纤维	2.7 克
蛋白质	2.4 克	钙	–
碳水化合物	6.0 克	铁	1.4 毫克
维生素 A	5 毫克	磷	97 毫克
维生素 B₁	0.15 毫克	钾	195 毫克
维生素 B₂	0.19 毫克	钠	4.3 毫克
维生素 PP	4.1 毫克	铜	0.14 毫克
维生素 C	2 毫克	镁	17 毫克
维生素 E	1.14 毫克	锌	0.39 毫克
胡萝卜素	30 毫克	硒	0.28 微克
视黄醇	–	锰	0.10 毫克
灰分	1.0 克		

呵护肠胃豆类

花生

花生补肺润燥、健脾养胃，
预防血管疾病及动脉硬化。

又名落花生、地果、
唐人豆。花生长于滋阴补
益，有助于延年益寿，所
以民间又称"长生果"，并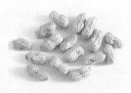
且和黄豆一样被誉为"植
物肉""素中之荤"。花生的营养价值比粮食类高，
可与鸡蛋、牛奶、肉类等一些动物性食品媲美。它
含有大量的蛋白质和脂肪，特别是不饱和脂肪酸的
含量很高，很适宜制作各种营养食品。

对肠胃病患者的作用

花生性温味甘，具有补肺润燥、健脾养胃等作用。

营养与功效

研究表明，花生富含蛋白质、脂肪、碳水化合
物、钙、铁、磷，还含有丰富的胡萝卜素、B族维
生素、维生素E、胆碱等。其中的糖类为复合糖，
可以促进肠道蠕动，有利于胆固醇的排泄，而所含
的植物性脂肪又不会引起血压升高。同时，花生含
多种脂肪酸，其中80%以上为不饱和脂肪酸，且
近一半为亚油酸，能使胆固醇氧化，具有降低血浆

胆固醇、抑制血栓形成、预防中风、增加微血管弹性、预防血管破裂、防治动脉粥样硬化、降低血压等作用，可以有效防治冠心病、高血压、脑动脉硬化等多种疾病。

花生红衣的止血效果显著，所含有的优质成分能够增强胰岛素的敏感性，有利于降低血糖，对糖尿病患者有益。花生红衣中含有十几种人体所需要的氨基酸，其中谷氨酸和天门冬氨酸可促使细胞发育和增强大脑的记忆力。

花生中含有的白藜芦醇是一种生物活性很强的天然多酚类物质，是肿瘤类疾病和心脑血管疾病的化学预防剂，能够降低血小板凝聚，预防和治疗动脉粥样硬化、心脑血管疾病等。花生含有的油脂成分能够使胰岛素的敏感性增强，有利于降低血糖，是适合糖尿病患者的理想食品。

花生含有维生素 E 和一定量的锌，能增强记忆，抗老化，延缓脑功能衰退，滋润皮肤。

营养师健康提示

花生含油脂多，消化需要多耗胆汁，故胆病患者不宜食用；花生能增进血凝，促进血栓形成，故患血黏度高或有血栓的人不宜食用；花生霉变后含有大量致癌物质——黄曲霉素，所以霉变的花生千万不要吃。

选购

以颗粒饱满均匀、有光泽、仁皮呈淡红色、仁肉洁白的为好。

适用量

每天 50~100 克即可。

总热量

298 千卡（每100 克可食部分）。

花生营养成分（每100克可食用部分）

名称	含量	名称	含量
碳水化合物	21.7 克	脂肪	44.3 克
蛋白质	24.8 克	纤维素	5.5 克
维生素 A	5.0 微克	维生素 C	2.0 毫克
维生素 E	18.09 毫克	胡萝卜素	30.0 微克
硫胺素	0.72 毫克	核黄素	0.13 毫克
烟酸	17.9 毫克	胆固醇	–
镁	178.0 毫克	钙	39.0 毫克
铁	2.1 毫克	锌	2.5 毫克
铜	0.95 毫克	锰	1.25 毫克
钾	587.0 毫克	磷	324.0 毫克
钠	3.6 毫克	硒	3.94 微克

呵护肠胃豆类

豆腐

豆腐生津润燥、清热解毒，预防高血脂及老年痴呆。

豆腐是我国的一种古老传统食品，有一些古籍中都记载。中国人首开食用豆腐之先河，在人类饮食史上，树立了嘉惠世人的丰功。豆腐不仅是味

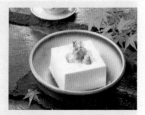

美的食品，它还具有养生保健的作用。汉代时人们就称豆腐为"小宰羊"，认为豆腐的白嫩与营养价值可比羊肉相提并论。

对肠胃病患者的作用

豆腐性凉味甘，富含优质蛋白、矿物质、维生素等营养成分，能够生津润燥、清热解毒，慢性胃炎患者可长期食用。

营养与功效

豆腐有益气宽中、生津润燥、清热解毒的功效，对身体虚弱、气血双亏、营养不良、年老羸瘦、高血脂、高胆固醇、血管硬化、肥胖、糖尿病、癌症、痰火咳嗽、哮喘等症有很好的疗效。现代医学研究发现豆腐所含的蛋白质包括人体必需的8种氨

基酸，其消化吸收率可高达92%~96%。而且豆腐中不含胆固醇，这对高脂血症、动脉粥样硬化者十分有益。豆腐中的卵磷脂有预防老年性痴呆的作用。

豆腐的药用价值比较高，尤其适合春夏吃。因为春夏肝火比较旺，应少吃酸辣、多吃甘味食物来滋补，豆腐就是不错的选择。它味甘性凉，具有益气和中、生津润燥、清热下火的功效，可以消渴、解酒等。

营养师健康提示

老人、肾脏病人、缺铁性贫血病人、痛风病人、低碘患者要少食豆腐。

豆腐纵有千百种好，吃时还是有些忌讳。由于豆腐的原材料大豆，含有皂角苷，虽然能预防动脉粥样硬化，但也能促进体内碘的排泄；长期大量吃豆腐很容易引起碘的缺乏。

豆腐中的蛋白质含量比较高，食用过多会阻碍人体对铁的吸收，且容易引起消化不良，每次以100克为宜。

选购

豆腐有老豆腐和嫩豆腐之分：选老豆腐，应以表面光润、四角平整、厚薄一致、有弹性、无杂质、无异味、颜色微微呈浅黄色或奶白色为佳；选嫩豆腐应以表面洁白细嫩、周体完全、整齐不裂、无杂质、无异味的为佳。

适用量

成年人每天 80 克，儿童每天 50 克，孕妇或重体力劳动者每天 100 克。

总热量

81 千卡（每 100 克可食部分）。

豆腐营养成分（每 100 克可食用部分）

名称	含量	名称	含量
脂肪	3.7 克	膳食纤维	0.4 克
蛋白质	8.1 克	钙	164 毫克
碳水化合物	4.2 克	铁	1.9 毫克
维生素 A	–	磷	119 毫克
维生素 B₁	0.04 毫克	钾	125 毫克
维生素 B₂	0.03 毫克	钠	7.2 毫克
维生素 PP	0.2 毫克	铜	0.27 毫克
维生素 C	–	镁	27 毫克
维生素 E	2.71 毫克	锌	1.11 毫克
胡萝卜素	–	硒	2.30 微克
视黄醇	–	锰	0.48 毫克
灰分	1.2 克		

呵护肠胃中草药类

黄芪

黄芪调理脾胃、润肺生津、祛痰解毒、预防高血压。

又名北芪、王孙、百药棉、箭芪，为多年生草本豆科植物黄芪或内蒙黄芪的干燥根。秋季采挖，去净泥土，晒干。主根直而长，圆柱形，稍带木质化。

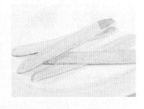

对肠胃病患者的作用

黄芪有调理脾胃的作用，对食少便溏有很好的疗效。

营养与功效

黄芪的性味甘、微温，有补中益气、止汗、利水消肿、除毒生肌的作用。以地下根入药，有补气生阳、调和脾胃、润肺生津、祛痰之功效。用于气虚乏力、食少便溏、中气下陷、久泄脱肛、便血崩漏、表虚自汗、气虚水肿、久溃不敛、慢性肾炎、蛋白尿、糖尿病的治疗。蜜制黄芪益气补中，用于气虚乏力、食少便溏。黄芪对正常心脏有加强其收缩作用，对疲劳而陷于衰竭的心脏，其强心作用更加明显。黄芪还能扩张血管，改善皮肤血液循环和营养状况，故对慢性溃疡久不愈合者有效。又能消除肾炎的蛋白尿，保护肝脏，防止肝糖原减少。

营养师健康提示

凡患有发热病者、急性病者、热毒疮疡者、阳气旺者以及食滞胸闷、胃胀腹胀之人忌食。

选购

以根条粗长、皱纹少、质地坚而绵、粉性足、味甜的为佳。

适用量

每次 30 克。

黄芪药材的鉴别

一般的鉴别方法为：根呈圆柱形，有的有分枝，上端较粗，长 30～90 厘米，表面淡棕黄色，有不规则的纵皱纹或纵沟。质硬而韧，不易折断。断面纤维性强，并显粉性。皮部黄白色，木部淡黄色而呈放射状纹理及裂隙，习称金井玉栏。老根中心偶呈枯朽状，黑褐色或为空洞。气微，味微甜，嚼之微有豆腥味。

呵护肠胃中草药类

茯苓

茯苓健脾养胃、调理肠胃、提高人体免疫力、预防癌症。

又称茯灵，别名云苓、茯灵、松茯苓、松薯等。为多孔菌科卧孔菌属植物，担子菌亚门多孔菌科。寄生于松科植物赤松或马尾松等树

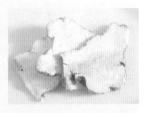

根上，多于7～9月采挖。茯苓有赤白之分，外皮为茯苓皮，均供药用，茯苓是使用广泛的药材之一，很多传统药方中都有茯苓的影子。

对肠胃病患者的作用

茯苓具有健脾效果，可以达到调理肠胃的效果。

营养与功效

茯苓性平、味甘淡、入心、脾、肺经，可益脾、安神，具有利水渗湿、健脾和中、宁心安神等功能，能治疗脾虚泄泻、心悸失眠、小便不畅、水肿等症。茯苓中的齿孔酸，是一些药物合成时的重要原料。现代药物分析发现，茯苓含卵磷脂、胆碱、腺嘌呤、组氨酸等多种成分，而卵磷脂是构成神经组织，特别是脑髓的主要成分。茯苓利水而不

伤正气，为利水渗湿要药。凡小便不利、水湿停滞的症候，不论偏于寒湿，或偏于湿热，或属于脾虚湿聚，均可配合应用。茯苓皮性味与茯苓相同，多用于去除皮肤水肿。

茯苓是茯苓块中穿有坚实细松根者，主治惊悸、怔忡、健忘失眠、惊痫、小便不利等症。

茯苓能够提高人体免疫力，有防癌抗癌的功效。茯苓能够使平滑肌收缩振幅减少，张力下降。茯苓可影响体内代谢，对电解质的平衡有调节作用，并能够降低血糖，抑制毛细血管的通透性。

茯苓的主要生物活性成分含茯苓酸、层孔酸、去氢层孔酸、松苓酸等三类化合物和茯苓聚糖等多种成分。药理研究证实，茯苓具有抗发炎、抗氧化、调节免疫、抗肿瘤、镇静、利尿、止吐等作用。近年来，茯苓被认为具有抗肿瘤、调节老鼠及人类 β-淋巴球分泌免疫球蛋白的功能，以及对分泌 IL-1、IL-6、TNF-α、TGF-β 等四种细胞激素具调节作用。

营养师健康提示

虚寒精滑或气虚下陷者忌服。

选购

应选购新鲜没有霉变的茯苓。

适用量

每次 15 克。

总热量

16 千卡（每 100 克可食部分）。

茯苓营养成分（每 100 克可食用部分）

名称	含量	名称	含量
脂肪	0.5 克	膳食纤维	6.5 克
蛋白质	1.2 克	钙	2 毫克
碳水化合物	77.8 克	铁	9.4 克
维生素 A	–	磷	32 毫克
维生素 B₁	–	钾	58 毫克
维生素 B₂	0.12 毫克	钠	1.0 毫克
维生素 PP	0.4 毫克	铜	0.23 毫克
维生素 C	–	镁	8 毫克
维生素 E	–	锌	0.44 毫克
胡萝卜素	–	硒	4.55 微克
视黄醇	–	锰	1.39 毫克
灰分	1.2 克		

呵护肠胃中草药类

佛手

佛手能够舒肝、理气、和中、化痰，治疗胃炎及支气管炎。

佛手又名佛手柑、五指柑、佛手香橼，芸香科、柑橘属，为双子叶植物药葫芦科植物佛手瓜的果实。因为其果实色泽鲜黄，香气浓郁，且上半部分分裂

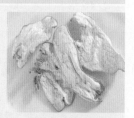

如掌，而得名。佛手是枸橼的一个变种，为常绿小乔木，有时长成灌木状。秋季果实尚未变黄或刚变黄时采收。

对肠胃病患者的作用

佛手为名贵药材，具有舒肝、理气、和中、化痰等显著效果，常用于脾胃气滞所致的肚腹胀痛、胃痛纳呆及咳嗽不止、胸膺作痛等症。

佛手茶对支气管哮喘及胆绞痛、胃炎、结肠炎等胃肠道疾病有明显辅助疗效。

营养与功效

干的果实中含柠檬油素，还含香叶木苷和橙皮苷。鲜的果实含挥发油、梨莓素、布枯苷、登皮苷。用于肝胃气滞、胸肋胀痛、胃脘痞满、食少呕

吐等症。可治肝脾气痛、胸胁胀痛、胃腹胀痛、食少呕吐等病，并能解酒。

营养师健康提示

阴虚内热和体质虚弱者忌食。

选购

以色黄绿、表面多油腺、质硬面脆、气香、味微甜后苦者为佳。

适用量

每次3～9克。

采收加工

栽培4～5年开花结果，分批采收，多于晚秋果皮由绿变浅黄绿色时，用剪刀剪下，选晴天，将果实顺切成4～7毫米的薄片，晒干或烘干。

佛手柑精油的作用

佛手柑精油具有杀菌效果，其功效不亚于熏衣草。可用在熏香中，是家居中的"快乐阳光"。

呵护肠胃蜜饯类

蜂蜜

蜂蜜润肠通便，修复胃黏膜，治疗慢性胃炎。

蜂蜜又称蜜糖、白蜜、石饴、白沙蜜，根据其采集季节不同有冬蜜、夏蜜、春蜜之分，以冬蜜最好。蜂蜜是蜜蜂将从花朵中采集的花蜜，经过蜜蜂自身反复加工酿造而成的一种纯天然甜美食物。它是一种甜而有黏性的、透明或半透明的液体，是一种天然食品，味道甜蜜。所含的单糖，不需要经消化就可以被人体吸收，对妇、幼特别是老人具有良好的保健作用。

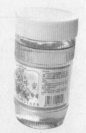

对肠胃病患者的作用

蜂蜜能润滑胃肠道、通便，是治疗便秘的良药。蜂蜜还能促进胃黏膜修复，对胃、十二指肠溃疡、慢性胃炎等疾病有治疗效果。

蜂蜜对结肠炎、习惯性便秘、老人和孕妇便秘都有疗效。每天早、晚空腹服蜂蜜 25 克，可调节胃肠功能。

蜂蜜能使胃病和胃烧灼感消失，对胃和十二指肠溃疡、胃穿孔、消化不良及慢性胃炎等疾病均有效果。

营养与功效

蜂蜜性味甘、平，归脾、肺、大肠经。《本草纲目》中记载："心腹邪气，诸惊痫痉，安五脏诸不足，益气补中，止痛解毒，除众病，和百药。久服，强志轻身，不饥不老，延年神仙。"

蜂蜜具有润肠通便、润肺止咳、益气补中、解毒、消炎、祛痰、止咳等功效。能润滑胃肠，可作为治疗便秘的良药。蜂蜜中含量高又易被人体吸收的葡萄糖，能营养心肌和改善心肌的代谢功能，能使心血管舒张和改善冠状血管的血液循环。蜂蜜有很高的营养价值，服用后可促进消化吸收、增进食欲、镇静安眠，提高机体的免疫力。

营养师健康提示

夏秋季节不宜食生蜂蜜。婴儿不可食用蜂蜜，以免因肠胃稚嫩发生蜂蜜中毒。食用时温开水冲服即可，不能用沸水冲，更不宜煎煮。由于蜂蜜含果糖量高，糖尿病人适量食用。蜂蜜不能盛放在金属器皿中，以免增加蜂蜜中重金属的含量。蜂蜜不宜和茶水同食，否则会生成沉淀物，有害健康。

选购

液面平整、无气沟、气味微香，入口时舌头有酸涩味，略有麻辣感，用玻璃棒插入内部搅匀，滞而不沾，流而不畅。

采收加工

蜂蜜采收多在 4～9 月进行。取蜜时先将蜂巢割下，置于布袋中，将蜜挤出。新式取蜜法是将人工蜂巢取出，置于离心机内，把蜜摇出过滤，除去蜂蜡和碎片及其他杂质即可。

适用量

每天 20 克。

总热量

321 千卡（每 100 克可食部分）。

蜂蜜营养成分（每 100 克可食用部分）

名称	含量	名称	含量
脂肪	1.9 克	钙	4 毫克
蛋白质	0.4 克	铁	1.0 毫克
碳水化合物	75.6 克	磷	3 毫克
维生素 B_2	0.05 毫克	钾	28 毫克
维生素 PP	0.1 毫克	钠	0.3 毫克
维生素 C	3 毫克	铜	0.03 毫克
灰分	0.1 克	镁	2 毫克
胡萝卜素	—	锌	0.37 毫克
视黄醇	—	硒	0.15 微克
膳食纤维	—	锰	0.07 毫克

第六章

42道为肠胃病患者特制的美味佳肴

很多肠胃病患者由于深受肠胃病之苦，所以在饮食时变得格外谨慎，饮食对他们而言成为极端痛苦的事情，其实完全不必恐慌，参照推荐的菜谱，自己动手做美食，在味觉享受的同时轻轻松松地保养肠胃。不管是凉菜、热菜、主食还是汤粥等，只要选对食材，学会烹调方法，一样可以制作出美味可口且呵护肠胃的饭菜。

开胃凉拌菜

人变得懒洋洋没有胃口的时候，一盘盘色彩艳丽、清凉开胃的凉拌菜，可让人食欲大增。凉拌菜可根据个人口味选材，或荤或素，也可荤素搭配。凉拌菜成分多是蔬菜、菌类，符合肠胃不适者要求油脂少、天然养分多的健康理念，更有益于肠胃健康。

炝拌三丝

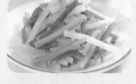

【原材料】
莴笋500克，黄瓜250克，青辣椒50克，葱花5克，姜末5克。

【调味料】
花椒油25克，盐15克，醋10克。

做法

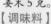

❶将莴笋削去皮，洗净切丝；黄瓜和辣椒洗净切丝。

❷将三种丝放入盘内，上浇花椒油，加入盐、醋、葱花、姜末拌匀。

❸将拌匀的所有材料一起放入盘中即可。

特别提示

花椒油烧热，浇在辣椒丝上，既使辣椒烫熟出味，又可使菜肴增加香味。

凉拌韭菜

【原材料】
韭菜 250 克，红辣椒 1 个。

【调味料】
酱油 2 大匙，白糖 5 克，香油半小匙。

做 法

❶ 韭菜洗净、去头尾，切 5 厘米左右长段；红辣椒去蒂和子，洗净，切小片备用。

❷ 所有调味料放入碗中调匀备用。

❸ 锅中倒入适量水煮开，将韭菜放入烫 1 分钟，用凉开水冲凉后沥干，盛入盘中，撒上红辣椒及做法②中配好的调味料即可。

特别提示

韭菜不可久煮，以免香味消失，影响口味。

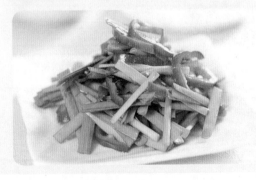

265

冰镇西红柿

【原材料】
西红柿 250 克，白糖 20 克。

【调味料】
盐 5 克，味精 2 克，绍酒、麻油各适量。

做法

1. 西红柿用开水烫泡片刻，捞出剥皮。
2. 切成小块装盘，放入冰箱 1~2 小时待用。
3. 食用时，从冰箱取出后，撒上少许白糖，即成一道解酒、养颜小菜。

营养功效

西红柿能生津止渴、健胃消食，故对止渴、食欲不振有很好的辅助治疗作用。

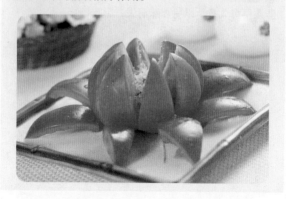

凉拌鲜榨菜

【原材料】
鲜榨菜 500 克，麻辣酱 10 克，蒜 5 克。
【调味料】
盐 5 克，味精 3 克。

做法

1 将榨菜削去外皮后，切成薄片；蒜去皮，剁成蓉。

2 将榨菜用盐腌渍 5 分钟后，挤去水分。

3 加入麻辣酱、蒜蓉和所有调味料一起拌匀即可。

营养功效

榨菜的成分主要是蛋白质、胡萝卜素、膳食纤维、矿物质等，它有“天然味精”之称，富含产生鲜味的化学成分，经腌制发酵后，其味更浓。能健胃开脾、补气添精、增食助神。

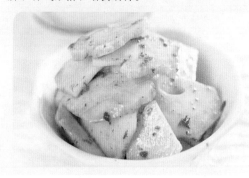

泡胡萝卜

【原材料】
胡萝卜 1000 克，泡椒 100 克。

【调味料】
酱油 200 克，白糖 20 克，米醋 20 克，辣椒粉 3 克，
糖精少许。

做法

1. 将胡萝卜去皮，切块，沥干水分。
2. 将所有调味料调匀，放入泡椒制成泡菜水。
3. 放入胡萝卜，密封腌渍 7 天左右，即可食用。

营养功效

胡萝卜营养丰富，能健脾、化滞，可治消化不良、久
痢、咳嗽、眼疾，还可降血糖。

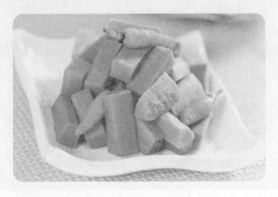

泡辣椒

【原材料】

青、红辣椒各300克，生姜10克，八角10克，花椒15克。

【调味料】

盐4克。

做法

❶ 将青红辣椒去蒂后洗净，擦干表面的水分，在上面扎一些孔洞，再装入干净的坛内。

❷ 锅置火上，倒入1500克清水烧沸，加入盐、八角、花椒和生姜，煮5分钟左右。

❸ 凉凉后倒入辣椒坛内，每天搅拌1次，连续搅拌5天左右，30天后即可食用。

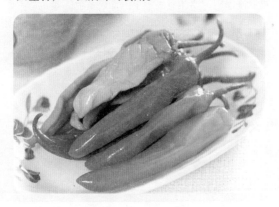

拌鸡胗

【原材料】
鸡胗 300 克，葱 20 克，蒜 10 克。

【调味料】
盐 5 克，味精 3 克，花椒油 5 克，红油 10 克，卤水适量。

做 法

1. 将鸡胗洗净，放入烧沸的卤水中卤至入味。
2. 取出鸡胗，待凉后切成薄片；葱洗净切圈，蒜切成蓉。
3. 将鸡胗装入碗中，加入所有调味料一起拌匀即可。

营养功效

鸡胗洗净后，要注意去掉里面那层黄色的膜。

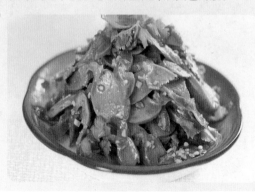

酸辣鱿鱼卷

【原材料】

鱿鱼500克，大蒜2粒，红辣椒、葱各1根，姜
2片。

【调味料】

糖、白醋、酱油、香油各5克。

做法

① 鱿鱼洗净，去除外膜，先切交叉刀纹，再切片，
放入滚水中汆烫至熟，捞出沥干。

② 葱洗净，姜取皮洗净，大蒜去皮，红辣椒去蒂洗
净，全部切末后放入小碗中，加入调味料拌均匀，
做成五味酱即可。

③ 将鱿鱼卷盛入盘中，淋上五味酱，即可上桌。

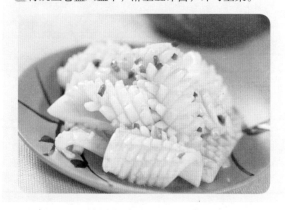

健胃主食

　　所谓主食，主要是指粮食，包括米、面、杂粮、豆类、薯类等。人体每天需要的能量由三大营养素：碳水化合物、脂肪、蛋白质提供。其中，碳水化合物提供的能量占55%～60%。而主食中富含碳水化合物，是每天不可或缺的食品之一。

双色糯米糕

【原材料】

三花淡奶20克，糯米粉50克，白面团150克，朱古力15克，糖30克。

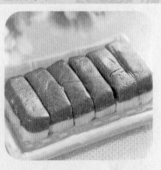

做法

❶糯米粉内加入三花淡奶和匀，将蒸融的朱古力加入糯米粉中拌匀，揉成朱古力面团。

❷将揉好的朱古力面团放入盒形容器中，揉好的白面团放于朱古力面团上面，轻按均匀。

❸再一起放入锅中蒸25分钟至熟，蒸好后倒出，再切成块状即可。

黑糖糕

【原材料】

黏米粉70克，低筋面粉220克，泡打粉5克，黑糖180克。

做法

1️⃣ 将水和黑糖放入锅中煮至糖溶化，放凉备用。

2️⃣ 黏米粉、低筋面粉、泡打粉过筛后拌匀，加入黑糖水拌匀，再倒入铝锡盒内静置30分钟。

3️⃣ 蒸笼中倒入水煮滚，将铝箔盒放入蒸笼中，用中火蒸约30分钟，开盖后再用竹签插入中心，无米糊粘黏即熟透。

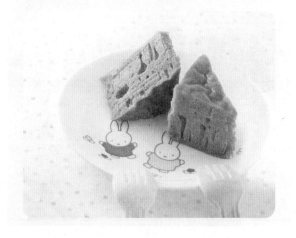

蜂巢糕

【原材料】

泡打粉5克，面粉30克，可可粉5克，黄糖粉5克，蜂花糖浆5克。

做法

❶ 将所有的材料放入碗中，加入适宜清水，一起拌匀。

❷ 将拌好的材料倒入模具内。

❸ 再上蒸笼蒸6分钟，至熟即可。

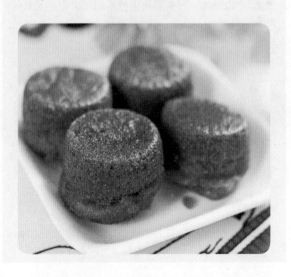

蜂蜜桂花糕

【原材料】

砂糖100克，桂花蜂蜜20克，琼脂30克，蜜糖适量。

做法

1. 将琼脂放到水中，用慢火将琼脂煮烂后，加糖煮至糖完全溶解。

2. 捞出琼脂，待未完全冷却时，加入桂花蜂蜜拌均匀，冷却。

3. 再加入少许蜜糖即可。

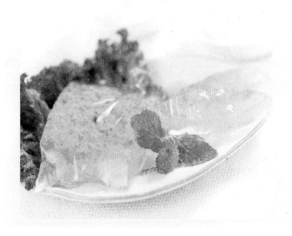

鱼翅黄金糕

【原材料】

汀面 25 克，白糖 25 克，椰汁浆 30 毫升，牛油 50 克，奶油 30 克，蜜糖 50 克。

做 法

① 将所有的材料一起加入碗中，加入适量水，搅拌均匀。

② 再放入烤箱中，以面火 200℃，底火 150℃的温度烤至金黄色，取出，切成小片即可。

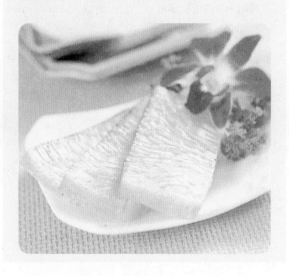

276

开胃素菜

目前，世界上越来越多的人选择吃素，告诉别人自己是素食者似乎成了一件很时髦的事。吃素的原因除了宗教、环保、减肥外，最为人所推崇的就是养生了。素食清清淡淡，对肠胃有好处，而且制作方便，在我们日常饮食中占有主要地位，也是中国烹调文化的重要内容。

芹菜香干

【原材料】

豆腐干200克、芹菜200克。

【调味料】

盐5克，味精3克，辣椒10克，姜末、蒜末各适量。

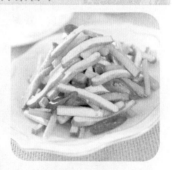

做法

❶ 豆腐干切丝，芹菜去掉老叶、根，切成丝。

❷ 锅中水烧沸，下入豆腐干汆烫后沥干水分。

❸ 锅中放油，爆香姜、蒜、干椒，下入豆干，炒干水分，下入芹菜、调味料，至入味即可。

茯苓豆腐

【原材料】

豆腐 500 克，茯苓 30 克，香菇、枸杞各适量。

【调味料】

精盐、料酒、清汤各适量。

做法

1. 豆腐挤压出水，切成小方块，撒上精盐，香菇切成片。

2. 然后将豆腐块下入高温油中炸至金黄色。

3. 清汤、精盐、料酒倒入锅内烧开，加淀粉勾成白汁芡，下入炸好的豆腐、茯苓、香菇片炒匀即成。

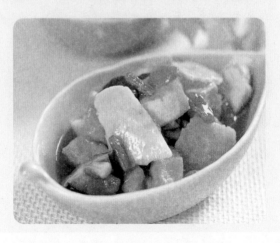

香菇炒豆芽

【原材料】
水发香菇 150 克，豆芽 300 克。

【调味料】
葱花、姜片、精盐、味精、花生油、香油各适量。

做法

1️⃣ 香菇洗净切成片，入沸水稍烫，捞出控水；豆芽洗净。

2️⃣ 锅中加花生油烧热，下入葱花、姜片爆锅，放入香菇、豆芽炒熟，加精盐、味精，最后淋上香油即成。

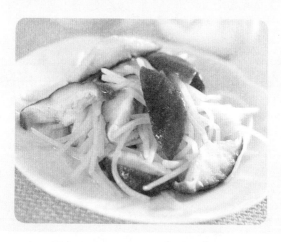

韭菜炒蚕豆

【原材料】
韭菜 200 克，蚕豆 200 克，红椒 2 个。

【调味料】
盐 5 克，味精 4 克，胡椒 4 克。

做 法

① 将韭菜洗净，切成段，红辣椒切丝。

② 蚕豆用开水煮 10 分钟后捞出备用。

③ 锅中油烧热，炒香红辣椒丝和韭菜，下入蚕豆、调味料，炒至入味即可。

特别提示

蚕豆选用嫩一点的口感才好。

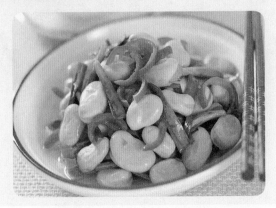

香菇扒百花菜

【原材料】
百花菜 400 克，香菇 5 朵。

【调味料】
植物油、盐、味精各适量。

做法

1. 百花菜清洗干净；香菇洗净泥沙，用温水泡开（泡香菇的水留用），去掉硬蒂，切成片。

2. 锅中倒入水烧开，放入百花菜焯烫一下，捞出用冷水过凉，沥干。

3. 锅内倒油烧热，下入百花菜翻炒，然后把香菇放入一起炒，加盐及少量泡香菇的水一同烧透，再加入味精调味即可。

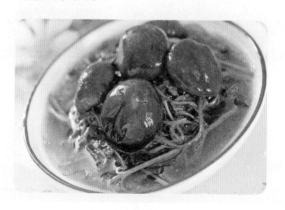

什锦芥菜

【原材料】
芥菜 60 克,红椒、黄椒各 15 克,生香菇 10 克。

【调味料】
盐少许。

做 法

① 芥菜、生香菇洗净、切块状,红椒、黄椒去子、洗净、切块状,可做成鱿鱼花状。

② 芥菜、生香菇放入热水中汆烫。

③ 锅中放入少量油拌炒烫熟的芥菜、生香菇及红椒、黄椒,调味后起锅、装盘,即可食用。

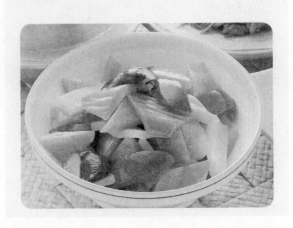

西湖藕片

【原材料】
莲藕 450 克，糯米 150 克。

【调味料】
白糖 6 克，麦芽糖 4 克，桂花糖 3 克。

做法

1. 将莲藕一端切开，将糯米灌进小孔中，封牢，放入沸水中浸泡 1 个小时。
2. 将浸好的藕放在高压锅中加清水、白糖、麦芽糖炖 1 个小时。
3. 将炖好的藕切片，装盘，淋入原汁，撒上桂花糖即可。

特别提示

莲藕入锅中熬炖，要使白糖、麦芽糖自然收汁，颜色才亮丽。

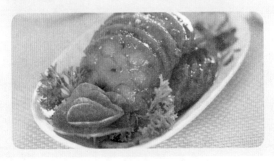

蒜蓉茼蒿

【原材料】

茼蒿 400 克，大蒜 20 克。

【调味料】

盐 6 克，味精 3 克。

做法

1️⃣ 大蒜去皮，剁成细末，茼蒿去掉黄叶后洗净。

2️⃣ 锅中加水，烧沸，将茼蒿稍焯，捞出。

3️⃣ 锅中加油，炒香蒜蓉，下入茼蒿、调味料，翻炒匀即可。

特别提示

茼蒿入沸水中焯时，水中可放一点油，以免茼蒿变黄。

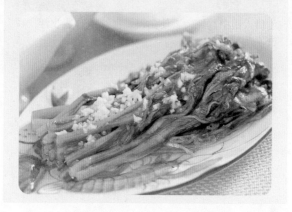

健胃荤菜

　　"现代荤菜"早已不是原来意义的大鱼大肉了，像这些营养荤菜，又健胃，又滋补，更是人们吃不厌的美味佳肴。自己在家，轻轻松松就能学会几道拿手菜，让你的生活更健康，更幸福。

蒜泥血肠白肉

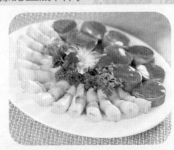

【原材料】
猪血肠 350 克，
猪五花肉 250 克。

【调味料】
蒜泥 8 克，酱油
7 毫升，香菜末
适量。

做法

① 猪血肠和五花肉冲洗干净，一起入锅中煮熟，关火后取出猪血肠，而五花肉在热汤中继续浸 30 分钟。

② 五花肉取出后切成片，再卷成卷，装在盘的一侧，血肠切成象棋块后装入另一侧。

③ 将蒜泥、酱油、香菜末拌匀，食用血肠和白肉时供蘸用。

金针黄鳝

【原材料】
金针菇 150 克，黄鳝 200 克，胡萝卜 100 克。

【调味料】
盐 6 克，味精 3 克，香油 6 毫升。

做法

1️⃣ 将金针菇洗净，切去蒂头；胡萝卜洗净，切成丝；黄鳝宰杀后切成细小的段。

2️⃣ 锅中加水烧沸，下入金针菇焯水后，捞出。

3️⃣ 锅中放油烧热，加入金针菇、胡萝卜、黄鳝，调入调味料，炒匀至熟即可。

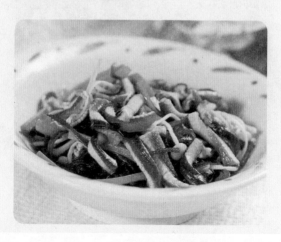

286

海米苦瓜

【原材料】

苦瓜500克，葱白1根，肋条肉300克，小虾米25克。

【调味料】

蒜蓉、料酒、食用油、酱油、盐、香油各适量。

做法

① 把肋条肉切成小块，腌渍入味，虾米用清水洗净，泡软；苦瓜洗净去蒂去子，切成长方块。

② 锅中加食用油烧热，放入葱、蒜末爆香，放入肉块炒变色，加适量水、酱油、盐、小虾米，烧开去浮沫，改用小火焖炖30分钟，再放入苦瓜焖炖至瓜熟汤稠时，淋香油即可出锅。

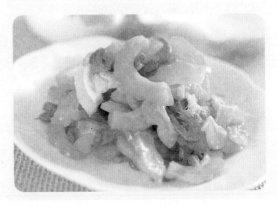

白果支竹猪肚煲

【原材料】
白果 50 克，支竹 10 克，猪肚 1 个，胡椒粒 5 克，姜片 10 克，葱 5 克。

【调味料】
盐 4 克，鸡精粉 2 克。

做法

1️⃣ 锅上火，注入清水适量，放入姜片，待水沸，放入猪肚煮约 10 分钟，捞出凉凉冲洗干净。

2️⃣ 将猪肚切成片，支竹泡发切片，白果洗净备用，葱切段备用。

3️⃣ 锅上火，注清水适量，放入姜片、葱段，待水沸，放入猪肚、支竹、白果、胡椒粒，大火炖开，转用小火煲约 2 小时，调入盐、鸡精粉即可。

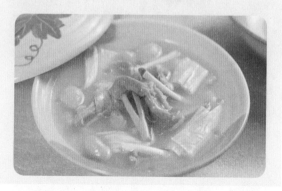

川芎黄芪炖鱼头

【原材料】
川芎 3 小片，黄芪 2 小片，鱼头 1 只（750 克）。

【调味料】
姜 4 片，淡白汤 750 毫升，味精 3 克，鸡精 2 克，盐 5 克，糖 2 克，米酒 10 毫升。

做 法

① 鱼头斩件摆回原形上碟。

② 汤底加川芎、黄芪调味放置炉上。

③ 汤底煮滚，加入鱼头慢火煮熟，需 15 分钟，最后加入米酒。

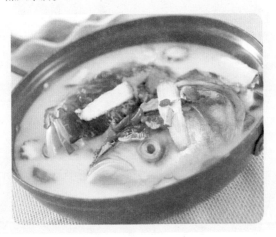

黄瓜榄菜炒彩螺

【原材料】
黄瓜 200 克，彩螺 150 克，红椒 25 克。
【调味料】
葱段、干葱、蒜蓉、榄菜各 4 克，盐 5 克，味精 3 克，糖 2 克。

做 法

1. 将彩螺用盐水滚煨入味，起锅爆香彩螺待用。
2. 黄瓜、红椒洗净后切成丁，起锅将青瓜丁、红椒丁稍炒待用。
3. 将味料调成芡汁，起锅爆香葱蒜，下芡汁炒匀即可。

特别提示

彩螺不要选择碱发的，以免炒出的菜品质不好。

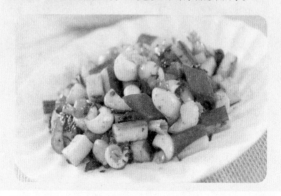

黄瓜炒竹蛏

【原材料】
蒜6克，红椒4克，葱6克，小黄瓜250克，竹蛏300克。

【调味料】
烧味3毫升，味精3克，芡汤10毫升，鸡精2克，砂糖2克，湿粉、麻油、胡椒粉各少许。

做法

① 竹蛏去壳，取肉，过色拉油；蒜炸金黄色。

② 小黄瓜腌味焗7成熟。

③ 爆香料头，将料炒匀摆芡炒香，最后下入葱即可食用。

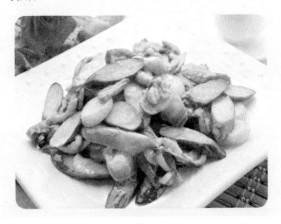

荷兰豆煎藕饼

【原材料】

莲藕 200 克，猪肉 200 克，荷兰豆 50 克。

【调味料】

盐 3 克，味精 5 克，糖 3 克。

做法

1. 莲藕去皮，切成连刀块；猪肉剁成末，荷兰豆去筋。

2. 猪肉末拌入调味料，荷兰豆汆水。

3. 将猪肉馅放入藕夹中，入锅煎至金黄色，装盘，再摆上荷兰豆即可。

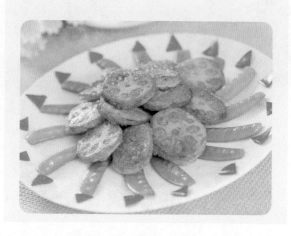

干锅猪肚

【原材料】

猪肚 500 克，芹菜 150 克，红椒 1 个，洋葱 20 克，姜 10 克，蒜 5 克。

【调味料】

盐 6 克，味精 3 克，料酒、蚝油、红油、香油各适量。

做法

1. 猪肚洗净，入沸水中焯烫，再放入卤汁中卤至八成熟，取出切条；芹菜切段；红椒切条；洋葱切条；姜切片；蒜切片。

2. 锅中油烧热，下猪肚煸香，再放入所有食材，调入盐、味精、料酒、蚝油炒匀。

3. 淋上红油、香油，炒入味后倒入干锅中上酒精炉。

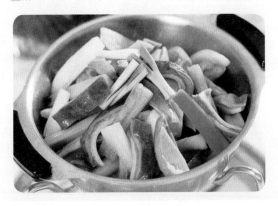

海带鸡脚煲骨头

【原材料】

鸡脚200克，猪骨300克，海带300克。

【调味料】

盐5克，味精3克，花雕酒5毫升。

做 法

① 海带泡发洗净，切成大片。

② 鸡脚对半斩开，猪骨斩件。

③ 煲中水烧开，下入猪骨、鸡脚、海带、花雕酒煲40分钟，加入调味料即可。

特别提示

鸡脚、猪骨可先入沸水锅中氽透，汤色会更透亮。

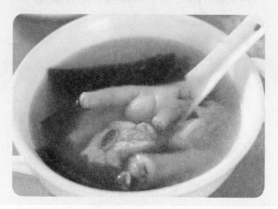

开胃汤粥

汤，是中医学最常用的剂型，古称汤液，现称汤剂，民间则叫作汤药。汤中配用药物，可使食物借以药用，药借食力，更美味可口，又有丰富的营养价值。常喝粥有养生延年之效，可以调养脾胃，增进食欲，补充身体需要的养分，功效更奇更速。

猪血豆腐汤

【原材料】
猪血200克，豆腐200克，菠菜100克。
【调味料】
盐5克，味精3克，鸡精3克，高汤200毫升。

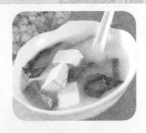

做法
① 猪血切块，豆腐切块，菠菜洗净后切段。
② 锅中水烧沸，下入猪血、豆腐汆透后捞出。
③ 高汤烧沸，下入豆腐、猪血、调味料，最后下入菠菜即可。

特别提示
从锅中将豆腐、猪血取出时，用漏勺容易将豆腐、猪血弄碎，因此最好先将其倒入碗中，再滗去水为宜。

槐米炖排骨

【原材料】

排骨 200 克，槐米 15 克，黄芪 10 克。

【调味料】

盐、鸡精各适量。

做法

1 将排骨洗净，斩块备用。

2 槐米、黄芪用布包好，和排骨同放锅内，加水炖煮。

3 煮至烂熟，去渣，加盐、鸡精调味即可。

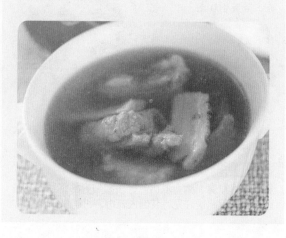

苋菜肉片汤

【原材料】
苋菜 200 克、猪肉 100 克。
【调味料】
姜片 5 克、味精 3 克、盐 5 克。

做 法

1. 苋菜去掉黄叶，猪肉切片。
2. 锅中放水，下入肉片煮 10 分钟。
3. 将煮好的肉片、苋菜、调味料下入锅中，煮沸即可。

特别提示

苋菜不宜久煮，以免变黄和降低营养。

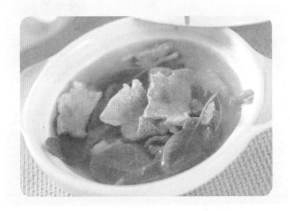

火腿洋葱汤

【原材料】

洋葱 50 克, 火腿 15 克, 青豆 15 克, 鸡蛋 1 个。

【调味料】

油、盐、胡椒粉、味精、香油各适量。

做法

1. 洋葱洗净, 切丁; 火腿切丁; 青豆洗净备用。
2. 将鸡蛋磕入碗中, 加少许盐搅成蛋液备用。
3. 锅内放油烧热, 放入洋葱丁、青豆略炒, 加水煮沸。加入火腿、胡椒粉、味精, 倒入蛋液, 搅散成蛋花, 淋入香油即可。

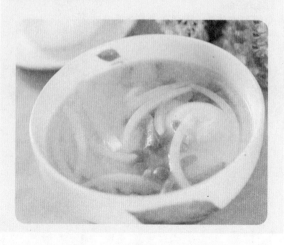

秋葵番茄浓汤

【原材料】
秋葵 250 克，番茄 100 克，牛肉 150 克，姜 5 克。
【调味料】
盐 6 克，味精 4 克。

做法

①牛肉洗净，切成丝；番茄洗净切成块，秋葵切成菱形片。

②锅中加油烧热，下入番茄翻炒均匀。

③待熟后，再加入牛肉、秋葵、番茄加适量清水炖半小时后，调好味即可。

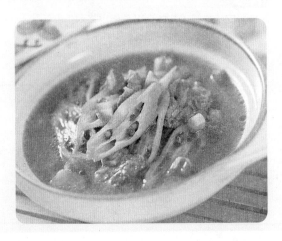

苦瓜海带瘦肉汤

【原材料】
苦瓜 500 克，海带丝 100 克，瘦肉 250 克。
【调味料】
食盐、味精各适量。

做法

1. 将苦瓜切两瓣，挖去核，切块。
2. 海带浸泡 1 小时，洗净，瘦肉切成小块。
3. 把所有用料放入砂锅中，加适量清水，煲至瘦肉烂熟再调味即可。

特别提示

苦瓜一定要去尽子与瓤，以免煲出来的汤有苦味。

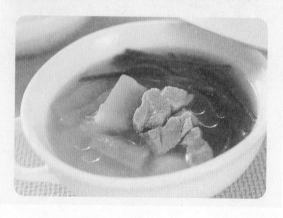

健胃蔬果汁

蔬果汁热量低，含有丰富的维生素和矿物质，能提供人体所需的多种营养素。选购时最好选择成熟、果肉饱满的蔬果。尽可能选购有机蔬果，若非有机蔬果，最好削皮后再使用。但所有的蔬果汁最好都要随榨随饮，以免空气中的氧会迅速降低蔬果汁中的维生素C的含量。

瓜菜桃子柳橙汁

【原材料】

哈密瓜半个，芹菜50克，桃子1个，柳橙1个，冰块少许。

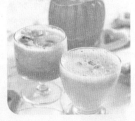

做 法

❶ 将哈密瓜的外皮和瓤去除，桃子去掉核，分别切成可放入榨汁机容器的大小；柳橙连皮对切为二，芹菜的茎和叶分开切。

❷ 将哈密瓜、芹菜、桃子、柳橙依序放入榨汁机榨成汁。

❸ 向果菜汁中加入适量冰块即可。

特别提示

可将桃子的果肉包入芹菜的叶子里，一起放入榨汁机。

香瓜蜂蜜汁

【原材料】

香瓜200克，芹菜100克，蜂蜜15毫升，苹果1/4个。

做法

① 芹菜洗净，撕去老叶及筋，切小段备用。

② 香瓜、苹果均洗净，去皮，去子，切小块，一起放入果汁机中加入芹菜打成汁，滤除果菜渣，倒入杯中备用。

③ 杯中加入蜂蜜调匀，即可。

特别提示

芹菜最好卷成卷后放入榨汁机，更利于榨汁。

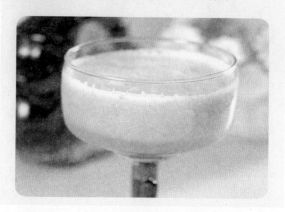

柠檬葡萄梨子牛蒡汁

【原材料】

柠檬半个，葡萄100克，梨子1个，牛蒡60克，冰块少许。

做法

1. 将柠檬洗净，切块；葡萄洗净；梨子去皮，去核，切块；牛蒡洗净，切条。
2. 将柠檬、葡萄、梨子、牛蒡放入榨汁机，榨成汁。
3. 果汁中加入少许冰块即可。

特别提示

葡萄要选用无子葡萄。

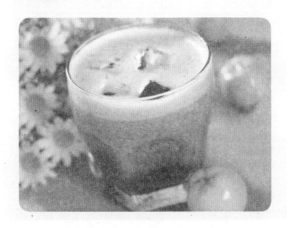

萝卜芥菜西芹汁

【原材料】

柠檬 1 个，西芹 50 克，萝卜 70 克，芥菜 80 克，冰块少许。

做 法

❶将柠檬洗净，连皮切成块；萝卜切成可放入榨汁机大小的块；芥菜、西芹分别洗净备用。

❷将柠檬、萝卜和西芹放入榨汁机榨汁。

❸果汁中加入少许冰块即可。

特别提示

萝卜的叶子比根部更有营养，所以榨汁时最好不要丢掉。

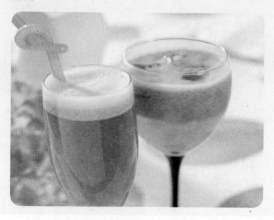

苹果菠菜柠檬汁

【原材料】

苹果 1 个，菠菜 150 克，柠檬 1 个，冰块少许。

做法

1 将苹果充分洗净，去掉果核，切块，浸泡在盐水中；柠檬连皮切成三块；菠菜洗净备用。

2 将柠檬、苹果放入榨汁机，菠菜连茎折弯后放入，一起榨成汁。

3 果汁中加入冰块少许即可。

特别提示

菠菜要整理成束并折弯后再放入榨汁机，这样更利于榨汁。

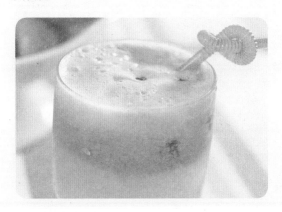

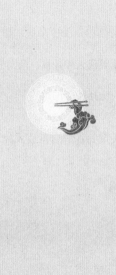